本书是一部有关生命质量评价领域的专著。本书首先介绍了中国和德国基层医疗的概况和特征、研究背景和研究工具，并在此基础上描述、分析了中国和德国基层医疗中常见慢性病患者生命质量的独立和比较研究的结果。本书展示了在特定的基层卫生保健系统下，受患者就医行为和卫生服务提供影响的就诊者患病状况和健康相关生命质量，为卫生政策研究、跨文化的合作努力提供了科学的证据支持。

中德社区
常见慢性病
对患者生命质量
的影响

王红妹 著

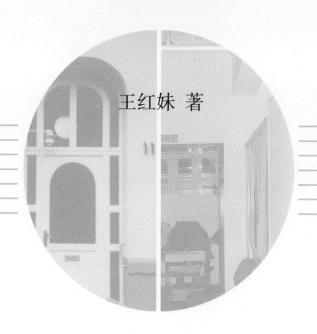

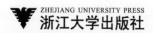
ZHEJIANG UNIVERSITY PRESS
浙江大学出版社

图书在版编目(CIP)数据

中德社区常见慢性病对患者生命质量的影响 /
王红妹著. —杭州：浙江大学出版社，2015.9
ISBN 978-7-308-15217-4

Ⅰ.①中… Ⅱ.①王… Ⅲ.①慢性病—影响—生
命—质量—研究 Ⅳ.①R195.3②R4

中国版本图书馆 CIP 数据核字（2015）第 234037 号

中德社区常见慢性病对患者生命质量的影响

王红妹　著

责任编辑	季峥(zzstellar@126.com)	
封面设计	林智广告	
出版发行	浙江大学出版社	
	（杭州市天目山路 148 号　邮政编码 310007）	
	（网址：http://www.zjupress.com）	
排　　版	杭州林智广告有限公司	
印　　刷	杭州日报报业集团盛元印务有限公司	
开　　本	880mm×1230mm　1/32	
印　　张	7.375	
字　　数	216 千	
版 印 次	2015 年 9 月第 1 版　2015 年 9 月第 1 次印刷	
书　　号	ISBN 978-7-308-15217-4	
定　　价	39.00 元	

序

　　世界卫生组织将生命质量定义为不同的文化和价值体系中的个体对与他们的生活目标、期望、标准，以及所关心事情有关的生活状态的体验。自20世纪90年代以来，由患者主观报告的生命质量被认为是评价卫生保健效果的重要结局指标。这一概念包含了个体的生理健康、心理状态、独立能力、社会关系、个人信仰和与周围环境的关系。国外对生命质量的概念、构成、工具研制和应用的研究可以追溯到20世纪20年代，研究者一方面致力于探讨生命质量的概念和构成，另一方面积极推进生命质量工具的研发和实践应用。国内的生命质量研究起步于20世纪90年代，随着医学模式的转变和社区医疗的推广，生命质量评价得到较快发展。

　　王红妹副教授专著《中德社区常见慢性病对患者生命质量的影响》，报告了生命质量评价理念、技术引入及其跨文化的研究结果。王红妹副教授与德国石荷州大学（原基尔大学）附属医院全科医学研究所合作，分别对德国20个通科诊所和浙江省25家社区卫生服务中心（站）的连续就诊病人进行调查。患病率研究反映了工业化国家和发展中国家沿海经济发达地区有较为接近的疾病谱，同时显示在既定的初级卫生保健条件下，就诊病人的患病状况受患者就医行为和卫生服务提供资源的影响。生命质量评价揭示了一个独特的、并在文化间有共同点的疾病负担规律，即影响就诊者生命质量的疾病不是高血压和糖尿病，而是哮喘/COPD、膝骨关节炎、其他关节病和抑郁等躯体和精神疾患。这些研究结果可为基层医疗领域的疾病防治提供证据。

研究者探索了在基层医疗机构信息相对匮乏的情况下,采用通用型生命质量量表和国际基层医疗疾病分类方法,比较中德基层医疗就诊病人的患病状况和生命质量,以及不同慢性病对生命质量的特定影响,这些探索具有创新性和现实性,通用型生命质量量表的测量性能和正常参考值可为同类研究提供重要的参考价值。

全民健康在路上,健康保健在路上,健康生命质量也在路上。希望本书能够有助于基层医生和卫生工作者在卫生保健服务中用好生命质量及其他患者报告结局指标,科学评判患者报告的健康信息,全面把握患者评价的疾病体验,提高医疗保健的干预依从性和患者满意度。

中华预防医学会社会医学分会主委
浙江大学医学院教授　李　鲁

2015 年 7 月 27 日

前　言

随着疾病谱的改变,慢性病已成为威胁人类生存的主要疾病。慢性病很难治愈,消耗大量卫生资源,而且治疗本身常常对患者有副作用。作为临床实践的传统终点,生理指标常常与患者的感觉联系不大。健康相关生命质量与日常生活的各个方面关联,是评价主观健康的合适指标,能够全面评价疾病及其治疗对患者的生理、心理和社会生活所产生的影响。伴随国际药物试验、临床研究以及全球卫生治理,跨文化生命质量研究得以不断发展。

无论在发达国家还是发展中国家,基层医疗都是一个卫生保健系统的显著特征。然而在中国和很多专科医学高度发展的欧美国家,有关基层医疗患病状况的信息是不充分的。基层医疗中的患者群体是一个不同于专科医疗的有选择的特殊群体,他们的健康信息应该单独收集和评价。

本书将在第一章介绍德国基层医疗和我国社区卫生服务的概况。将在第二章介绍研究的理论基础和工具,包括 SF-36 量表、EQ-5D 量表和国际基层医疗疾病分类。SF-36 健康调查量表的汉化研究和 EQ-5D 量表的测量性能研究作为两个独立的研究也在此章有详细介绍,作为支持生命质量研究工具适用性的证据。第三章和第四章平行介绍德国通科诊所和我国社区卫生服务中常见慢性病患者的生命质量。第五章是两国基层医疗常见慢性病患者生命质量的比较研究。本书附录包括 SF-36 量表测量性能的再评价、SF-36 v2 量表在中国人群的主要测量性能和常模、研究使用的生命质量量表等。

　　本书内容基于我的硕士、博士学位论文以及后续研究，相关研究得到浙江省科技计划项目"健康调查量表 SF-36 的汉化研究"（991104209）、浙江省教育厅项目"跨文化社区慢性病流行病学及健康相关生命质量研究"（20030317）、教育部留学回国人员科研启动基金资助项目"生命质量评价技术在社区卫生服务中的应用研究"（教外司留〔2005〕383 号）、国家自然科学基金项目"社区卫生服务常见慢性病对患者健康相关生命质量的影响及其疾病管理策略"（70603026）的资助。

　　感谢我的导师李鲁教授。他严谨求实的治学态度、敏锐的科研思维和可敬的为人对我产生了深刻的影响；他多年来对我的谆谆教诲，不仅使我在学术研究上取得了长足的进步，也对我的人生观产生了深刻的影响，让我受益终身。感谢我的学生王婷、李瑛和朱琳为文稿修改和核对所付出的辛勤劳动。

　　由于本人学识有限，难免存在错误或不成熟之处，恳请读者和业内同仁不吝批评指正。

王红妹

2015 年 7 月 18 日

目录

第一章　中德基层医疗的概况

第一节　德国的基层医疗

一、基本情况

德国是位于中欧的联邦议会共和制国家,是欧洲最大的国家,也是欧盟的第一大经济体。德国由16个联邦州组成,卫生事业由联邦和州政府共同管理。

德国的基层医疗,即社区卫生服务(Community Health Service, CHS),采用国家计划管理、私人提供社区卫生服务的经营模式。国家计划管理主要针对各类医院的举办和投资以及私人诊所的开业资质和数量两方面。德国的所有医院(公立医院或私立医院)都是政府举办的。按照规定,政府根据区域卫生规划,即当地人口情况、地理条件等综合情况确定公立医院的设立地点,并对其基本建设、设备等进行直接投资。公立医院的建设必须形成四级医院服务体系,即全德的每一城区和农村在每一个医院服务体系中有1所最高服务级医院、2所中心服务级医院、18~21所跨社区服务级医院和5~10所社区服务级医院。国家对私人诊所的开业同样要根据人口、地理等条件来确定该地区开业数量及基本资质标准,达到资质标准的医护人员才可以申请独立开业,但是政府不承担其投资责任,个人投资建设完成后,政府将其交由私立机构(如私人股东、私营保险机构等)经营。

区域性卫生行政部门是德国社区卫生服务的管理机构,它不仅利用中介组织和行政法律等手段对医疗服务进行监管,行使其卫生行政管理功能,它还作为医院,提供部分医疗卫生服务,尤其是公共卫生服务。卫生行政机构的一切行为均有明确的法律规定,并且受到服务对象的监督。

德国的社区卫生服务具有服务主体多元化的特点,它是由一些相对独立的卫生服务机构提供的。公共卫生机构负责公共卫生、传染病预防和管理;家庭医生主要负责提供门诊医疗;各类医院共同负责提供住院医疗服务;家庭医生、医院和独立的医师协会共同负责妇幼卫生服务的提供和管理。其中,门诊服务和住院服务是最重要的两部分。门诊服务主要由私人开业诊所提供,私人诊所可以单独开业,也可以联合开业,但主要是联合开业的模式。私人开业医生(家庭医生)既有全科医生,也有专科医生,他们雇佣护理人员和非专业人员共同提供门诊服务。护理人员和非专业人员作为开业医生的雇员,由开业医生进行统一管理,开业医生则由德国家庭医师协会负责管理。德国的医院一般只提供住院服务,不开设门诊,私人诊所会与医院建立转诊和其他业务合同关系,形成贯通的社区卫生服务体系。

德国绝大多数居民享受法定的社会健康保险,即法定医疗保险。《健康保险法》规定:居民患病时必须先到家庭医生处就诊,需要住院的病人或家庭医生不能处理的疾病,需由家庭医生出具证明,转诊到医院接受住院治疗。由于《健康保险法》的规定,98%以上的家庭医生都与健康保险机构签订了服务合同,其中少量的家庭医生专门为私人保险公司的病人提供服务。居民具有较大的自主选择权来决定首诊医生和转诊医院。居民凭健康保险卡可以到任何与健康保险公司有服务合同的私人诊所就医,需要转诊时,居民和家庭医生共同商量决定转诊到哪家医院。

德国的社区卫生服务体制和运行模式相对比较完善,国家对于社区卫生服务的管理也相对到位。多元化的社区卫生服务提供机构,能较好地满足居民基本健康需求,体现出良好的社区卫生服务组织功能,为全科医学人才的培养和管理积累了丰富的经验。社会健康保险制度也对充分发挥社区卫生服务的作用和卫生资源的合理使用起到促进和支撑作用。

二、全科医生

(一) 概况

社区卫生服务在德国的卫生服务体制中占重要地位。德国居民首先在开业医生处进行诊疗,该种方式提供社区卫生服务,不仅能将患者合理分流,减轻医院的诊疗负担,更能给病人和医生都带来益处。危重病患可以在社区享有高级专科医生的治疗服务,高级医生也有更多的时间投入科研和教学。德国在社区首诊的社区卫生服务提供方式,使开业医生很好地扮演了卫生服务体制"守门人"的角色,体现了守门人制度在卫生服务中的优势,也在一定程度上推进了医疗技术的发展。

德国是世界上最早建立全科医学服务体系与全科医生培养教育体系的国家之一,其全科医生制度也是世界上最完善的制度之一。全科医生在医疗卫生服务中起着极其重要的作用,体现了重要的卫生服务功能。德国私人诊所的开业医生主要是全科医生。由于德国患者的首诊在开业医生处,开业医生在提供门诊诊疗服务的过程中,分流了大部分轻症患者。因而,社区居民的常见病、多发病在社区卫生服务体系内通过常规方法加以解决,减少综合医院和专科医院资源的浪费,同时促进医疗资源的合理分配,提高卫生服务的可及性,提高服务的针对性与有效性。根据德国医师协会 2010 年底的统计数据,德国的全科医生为 43103 人,占医生总数的 12.92%。其中,全科医生中有 37565 人在私人诊所工作,占全部全科医生总数的87.15%,占全德在诊所工作医生总数的 26.56%,意味着德国每 4位诊所医生中就有 1 位全科医生。全德共有 163632 位医生在医院工作,其中全科医生仅占 1.42%。由此可见德国全科医生对基层诊所医疗服务体系的重要性与影响力。

(二) 全科医生教育

德国的医生教育主要包括两部分:大学教育阶段和医院继续教育阶段。大学教育阶段指各医学院校开展高等医学教育,学制为 6 年,包括 5 年的理论学习与 1 年的临床实习阶段。医院继续教育阶段指医学生大学毕业后，在医院作为住院医师进行专科医师教育及继续教育。学生在完成 6 年大学教育阶段后，必须参加全国医师执照考试，以此获取医师执照。获取医师执照后，愿意从事临床工作的医生会进入专科医生住院临床培训阶段。这一制度始于 1968 年，当时专科化时间为 2～3 年，1998 年已增至 5 年。德国的全科医学属于医学专科中的一种，也需要专科化住院临床培训。专科医生的临床培训主要注重培养以下 6 种技能：基层医疗管理，以人为中心的保健，解决常见健康问题，综合诊疗方法，社区定向服务以及整体医学的诊疗模式。在学生完成各专科规定完成操作的目录后，他们将参加专科（主诊）医师执照考试。由于全科医学具有同其他科室一样的独立性，获得全科医学医师资格的医生在德语中也被称为"全科医学的专科医师"。临床医生经过专科培训，并获得全科医生资格证书后，才允许在社区开业。

德国对全科医生的继续教育相当重视，平均每月有 17.6 小时用于继续医学教育培训。《德国专科医师培养法》规定，每个住院医生必须完成 60 个月的专科（主诊）医师培训，独立完成各类相关疾病规定数额的治疗方案及技术操作后方可参加全科医生专科（主诊）医师资格考试。为期 60 个月的住院医师培训阶段中包含了 36 个月的内科临床住院医生工作（其中可在内科诊所选修工作 18 个月）、24 个月的家庭医生诊所工作（其中可在外科诊所选修工作 6 个月）以及 80 个小时心身医疗基础知识课程的学习。除此之外，《德国专科医师培养法》还规定，全科医生培训的目标为：内科临床诊断、治疗能力（外科的基础治疗能力，如包扎、换药等）、熟悉家庭医生诊所的工作环境与内容、通过心身医疗的知识更好地关注并及时发现各类心理疾病等。全科医生的具体工作范围为：① 健康咨询，如发现早期的疾病发展，疾病的预防，提供康复治疗及复查。② 非传染性、传染性、中毒性、过敏性、代谢性、免疫性、肿瘤性疾病的诊断与基本治疗，尤其是高龄患者的药物治疗。③ 与饮食有关的慢性病治疗，如糖尿病患者的治疗。④ 制定患者的理疗方案。⑤ 各类心理疾病的预防、早期诊断及干预。⑥ 负责管理临终患者的医疗。⑦ 急救。全科医生需具备的诊断操作能力有：心电图和血压测量;肺活量的检查;腹部、腹膜后部及泌尿系统的 B 超检查;四肢及外脑供血血管的彩超检查;输液、输血治疗;肠内营养、肠外营养以及通过穿刺及各类导管技术获得检查样本。

三、医疗保险服务体系

(一)概况

经过一百多年的工业化发展,德国社会保障制度也随之发展和完善。德国社会保障制度由社会保险体系、社会补贴体系和社会救济体系三大部分组成,其中最重要的是社会保险体系。社会保险又分五大支柱体系,分别是养老保险、医疗保险、护理保险、工伤事故保险和失业保险。其中,医疗保险占据非常重要的地位。德国是世界上最早创建医疗保险制度的国家之一,早在 1883 年,德国就开始实施以《法定疾病基本法》为基础的医疗保障制度,目前,德国的社会医疗保险制度主要通过社会共同筹资、建立风险分担制度,旨在解决居民的医疗卫生服务需求,提高国民医疗卫生服务的公平性和可及性。其宗旨是"高收入帮低收入,富人帮助穷人,团结互助、社会共济、体现公平"。

德国医疗保障体系由法定医疗保险(Statutory Health Insurance)、私人医疗保险(Private Health Insurance)和特殊人群医疗保险构成。德国医疗保障体系以法定医疗保险为主,私人医疗保险为辅。2010 年底,德国法定医疗保险覆盖了全国 85% 左右的国民,另有 10% 的国民选择加入私人医疗保险,军人、警察等享受特殊人群医疗保险。法定医疗保险是指国家通过立法形式强制实施,由雇主和个人按一定比例缴纳医疗保险费,建立社会医疗保险基金,支付雇员(在职时可包括家属)医疗费用的一种医疗保险制度。凡是参加法定医疗保险的国民,不论是实际投保人或是连带受益者,在患病或医生认为必须提供医疗服务的情况下,都可以享受到医疗保健服务,主要包括医疗、诊断、护理、康复、体检等。

德国的法定医疗保险制度有四大原则。① 团结一致原则。在不同经济条件人群之间建立一个平台,以达到互相帮助的目的。所有参保者不管健康状况好坏和疾病风险大小,均按照薪水的固定比例缴费,所有参保者享受相同的医疗保险待遇水平。② 实物待遇原则。参保者患病后,接受医疗卫生服务所产生的费用,不需要直接支付给开业医生或医院,而是由疾病基金组织直接偿付给医疗服务提供者。例如门诊的支付方式一般采用以人头为基础的总额预算制度,医院则一般按照病种付费。③ 辅助原则。对于法定医疗保险,政府直接投资用于医疗卫生保健的费用很少,仅占总费用的 12%(美国为 46%),更多的是负责发挥管制、调控的职能。医疗卫生保健部门在联邦法律框架内进行自我管理,疾病基金会、医师协会、医疗管理委员会等自治组织则通过选举成员代表参与管理的方式进行自主管理。④ 自由选择原则。参保者生病,享受医疗卫生服务时有选择医生、医院的自由,所以对于医疗保险的支付,则实行"资金跟着病人走"的原则。除此之外,法定医疗保险要求对医疗服务提供者制定统一的支付制度、相同的协议医疗价格,以保证医疗服务质量的同质化。

2006 年之前,由于德国法定医疗保险和私人医疗保险都没有对因失业、离婚等原因丧失医疗保险的人群提供保障,德国无医疗保障人群数量不断增加。到 2006 年 9 月,德国约有 20 万人完全没有医疗保障。为保障国民享受医疗保险的权利,德国政府于 2006 年提出一份全面的医疗保险改革法案——《法定医疗保险强化竞争法案》(*Statutory Health Insurance Competition Strengthening Act*)。该法案原定于 2007 年实施,但由于立法过程复杂漫长,该法案被推迟到 2009 年正式施行。《法定医疗保险强化竞争法案》宣布建立国家层级的健康基金(Health Fund),强制要求全体国民参加医疗保险。法案规定,从 2009 年起,德国所有月收入低于 4050 欧元,或者年收入低于 48600 欧元的公司雇员或其他领域工作人员必须参加法定医疗保险。参保者无收入来源的亲属(配偶和子女)可免费获得医疗保障。各地区疾病基金组织必须将其他无法通过缴费途径获得保障的人群纳入法定医疗保险覆盖范围,其保费通过风险平衡机制(Risk Equalization Scheme)由各个疾病基金组织共担。部分工资收入连续 3 年超过 48600 欧元的参保者可以自愿选择参加私人医疗保险。这部分人群主要是政府公务员和私营业主,约占德国总人口的 20%,但事实上,其中 75% 的参保者最终仍选择留在法定医疗保险体系内。

（二）法定医疗保险的筹资

德国健康保险的融资模式是世界公认的经典范例，即"俾斯麦模式"。该模式起源于 1883 年俾斯麦的《社会健康保险法》，是一种由政府强制雇主和雇员参加健康保险的模式。在俾斯麦模式中，保险基金来源于工资薪金，参保者通过缴纳保险费享受健康保险的权利。但是，人们越来越意识到，俾斯麦模式存在诸多问题。俾斯麦模式是为了保障劳工权利而设置并形成的一种健康保险方式，并没有实现全民覆盖。虽然德国在发展卫生事业的过程中不断扩大和完善健康保险的覆盖范围，但仍然有许多人没有享受到健康保险的保障。除此之外，俾斯麦模式最大的挑战是如何进行筹资。随着全球经济竞争的激烈化、人们对高失业率的倍加关注以及越来越膨胀的福利，工资税压力越来越大，以工资薪金为基础建立的基金积累越来越无力满足支付需求。经过长期的争议和讨论，德国联邦政府在 2009 年的医疗保险改革方案中对健康保险融资制度进行改革，填补了法定和商业基金覆盖面最后存在的漏洞。政府用财政补贴扩展基金收入来源，成立国家健康基金，并且设定统一的保险费率，同时也允许基金征收附加保险费。

德国法定医疗保险资金来源于参保者缴费和政府税收补助两部分。参保者缴费是最主要的资金来源方式，占基金收入的绝大部分；政府税收补助主要用于对特殊群体的保险补偿，以此弥补疾病基金组织为非义务缴费者如儿童、残疾人等群体的费用支出。故按照缴费人群分类，法定医疗保险的筹资机制可分为雇员缴费机制和特殊人群缴费机制两种形式。如果雇员的日薪或合法收入低于法定医疗保险所规定的上限，则该雇员必须强制参保；如果雇员的日薪或合法收入高于法定医疗保险所规定的上限，则该雇员可自愿选择参保。法定医疗保险这种强制参保的方式，可保证所有雇员享受到基本健康保险。2009 年，德国设立的国家健康基金不仅统一了法定医保费率，还使健康基金机构取代疾病基金组织成为法定医疗保险保费的征收机构。按照德国法律规定，企业的雇员及其家属、农民及其家属、养老金领取者、手工业者、残疾者、失业者及大学生等，都必须参加法定保险。法定医疗保险规定了固定的缴费率,同时设定了参保者缴费的收入上限,根据《保险筹资法》(*Health Financing Act*)规定,2011 年,雇员月收入超过 44550 欧元的部分不必缴纳医疗保险费。2011 年,法定医疗保险的缴费率为 15.5%,其中雇主、雇员各自的缴费率分别为 7.3% 和 8.2%。参保者缴费的收入上限每年都会调整,2011 年雇员平均每月缴纳的保费为 575 欧元。

政府税收补助在德国医疗保障资金来源中所占比重较小。2004 年以前,政府税收补助主要用于医疗机构建设和医疗设备添置。由于疾病基金组织按照"以支定收"的原则自主经营、自负盈亏,所以政府税收对各疾病基金组织的直接补助微乎其微。20 世纪 90 年代,联邦德国与民主德国合并,法定医疗保险覆盖人数急剧增加,由于政府放开了国民参保疾病基金组织的自由选择权,并建立了风险平衡机制,各疾病基金组织间的竞争日益激烈。为了更多地吸引参保者,各疾病基金组织竭尽全力增加保障项目,但同时,他们并没有提高费率,致使补偿负担日趋严重。1993—2001 年,法定医疗保险社会平均缴费率一直维持在 13.5% 左右。随着财务的不断恶化,大批疾病基金组织由于收不抵支而逐渐倒闭,1994—1998 年期间,疾病基金组织的数量由 1015 家减少到 483 家。为维持组织正常运行,各疾病基金组织开始提高费率,因此,至 2002 年,社会平均缴费率提升到 14.0%。费率的上升加重了参保者负担,为了缓解参保者缴费压力,并且使疾病基金组织能够正常运行,德国政府从 2004 年起开始加大对法定医疗保险的直接补助力度,补助主要用于弥补疾病基金组织的提供,诸如儿童、残疾人保障等非义务补偿项目和国民健康教育、健康促进项目等具有较高公益性的保障支出。2007 年,政府税收补助为 72 亿欧元。

(三)法定医疗保险的支付

德国法定医疗保险针对不同对象有不同的支付方法,总体来说分为三种,即对医疗机构的费用支付、对门诊医师的费用支付和对药品的费用支付。

1. 对医疗机构的费用支付

一直以来,德国住院医院的支付采取总额预算制度下按照平均床日费用支付的方法。预算内容包括每例保险支付费用、特殊酬金、病例承包补贴三个部分,为控制不合理的经费支出,超过总额预算部分的费用,需由医院承担 25％,医疗保险基金承担剩余 75％。这一制度在一定程度上形成了以政府主导和控制的补偿机制,为控制不断增加的医疗经费起到了约束作用。德国一直致力于提高医疗服务质量,保证效率和透明度,为保证住院病人的法定医疗保险费用支付,在 2000 年德国《法定医疗保险改革法案》(*Statutory Health Insurance Reform Act*)正式引入澳大利亚 DRG(Diagnosis Related Group) 付费系统,至 2010 年,德国约 97％的出院病例依据 DRG 付费体系进行补偿。

DRG 付费系统支付流程如下:疾病基金组织在收到医疗机构提供的医疗服务数据后,将该数据提交至疾病基金医疗审查委员会,疾病基金医疗审查委员会对医疗机构进行审查,审查其是否存在不合理入院、患者被列入补偿额更高的 DRG 分组等医疗欺诈行为。若审查无误,确认审查结果后,疾病基金组织则按照不同疾病的支付标准进行补偿。疾病支付标准由费用支出权重(Cost Weight)、平均住院天数(Average Length of Stay)和基础付费标准(Base Rate)共同决定,计算公式为:

每日费用支付标准＝每日支出权重×基础付费标准

到 2010 年,德国基本实现了各州内基础付费标准的统一,但各州之间依然存在差异。

2. 对门诊医师的费用支付

法定医疗保险疾病基金组织对门诊医师的医疗服务补偿,一般采取按服务项目付费的方式,患者不需要向开业医生支付医疗费用,而是由疾病基金组织通过医师协会间接向其支付。具体的费用支付流程如下:

按照相关法律要求,各个疾病基金组织需与其签约的地区医师协会协商,以此确定该地区每个投保人可获得的人头费(Capitation)。疾病基金组织根据投保人数来确定该地区法定医疗保险补偿预算总额,预算总额包括了法定医疗保险签约医师涉及的所有服务领域。医师协会根据不同协会成员的专业构成、服务人群年龄和服务数量等对总额进行分配。医师协会在进行分配时会根据不同专业医师间的不同收入,进行适当调整,以此缩小各专科医师间的收入差距。到每个季度末,法定医疗保险的签约医师必须把本季度所提供的全部医疗服务的票据上交给与其签约的医师协会。医师协会如期收到票据后,会向该医师支付上一季度费用。此后,医师协会将开始审核该医师本季度的工作量。工作量的衡量包括两部分:① 可获得补偿的医疗服务项目。所有被列入法定医疗保险补偿范围的医疗服务项目构成"统一价值尺度表"(Uniform Value Scale)。医疗服务项目的准入由门诊服务委员会(Ambulatory Care Committee)负责。医师协会根据"统一价值尺度表"的内容确定所属医师提供的医疗服务项目是否可获得法定医疗保险补偿。② 实际工作量的转换。当确定所属医师实际可获得补偿的医疗服务项目后,医师协会将医师的工作量转化为点数,不同服务对应不同的点数。由于预算总额在之前已经由医师协会和疾病基金组织协商确定,用该季度补偿总额除以季度医师工作总点数即可得出该季度每一点数的价值(Point Value),即:

$$点数价值 = 医师协会预算总额 / 医师协会医师总点数$$

医师最终获得的补偿额为可获得补偿的点数乘以该季度的点数价值。该种费用支付制度也被称为浮点制(Floating Point Value),其最重要的特点是每个开业医师事先并不知道点数价值,若开业医师提供的卫生服务超过门诊总额预算部分,医疗保险则不予支付。在这样的预算约束下,尽管医师提供医疗服务量增加,其收入却可能保持不变,由此达到控制医师过度提供医疗服务的行为。2009 年以前,浮点制一直是德国法定医疗保险对门诊医师服务费用补偿的主要方式,虽然该制度在一定程度上可以达到费用控制的目的,但同时也存在诸多问题,如医师工作量的贬值造成医师工作积极性降低,不同地区间点数价值的差异造成医师收入分配不公平等。为进一步解决这些问题,2009 年开始,德国在维持既有门诊医师费用补偿流程的基础上,设定了全国统一的工作点数,将不同地区医师的工作点数价值设为同一固定价值(Fixed Price)。点数价值是基于医师服务的总数量和服务人群的年龄结构确定的,2009 年每一点的价值为 0.035001 欧元,2010 年上升为0.035048 欧元。

3. 对药品的费用支付

德国医疗服务体系实行医药分离制度,病人只要持有医师开具的处方,便可到全国任何一家药店取药。疾病基金组织会定期对药店的药品费用清单进行审核,审核通过后对药店进行费用补偿。为了控制药品费用增长,德国从药品需求和供给两方面对费用支出进行控制。在需求层面,主要包括药品费用共付制度(Copayment)、替代药品制度、药品平行进口制度、法定医疗保险药品覆盖目录、医师行为指导、药品费用总额预算制度等;在药品供给层面,包括参考价格制度、药品折扣制度等。在实际应用中,虽然各项制度都有一定效果,但最为重要的还是参考价格制度、药品费用共付制度和药品费用总额预算制度。

第二节　中国的社区卫生服务

社区卫生服务是社区建设发展的重要组成部分,是在政府领导、社区参与、上级卫生机构指导下,以基层卫生机构为主体,全科医师为骨干,合理使用社区资源和适宜技术,以人的健康为中心、家庭为单位、社区为范围、需求为导向,以妇女、儿童、老年人、慢性病人、残疾人等为重点,以解决社区主要卫生问题、满足基本医疗卫生服务需求为目的,融健康教育、预防、医疗、保健、康复、计划生育技术服务为一体的,有效、经济、方便、综合、连续的基层卫生服务。

我国社区卫生服务机构的基本定位是具有社会公益性质的非营利性医疗卫生服务机构,主要提供基本医疗服务和公共卫生服务,其服务对象包括健康人群、亚健康人群、高危人群、重点保健人群、病人等。其主要任务是通过对不同人群采取健康促进、疾病预防、系统保健与健康管理、疾病的早期发现、诊断治疗和康复、优生优育等措施提高人口素质和人群健康水平、延长健康寿命、改善生命质量;并使个人、家庭具备良好的生活方式和行为习惯,紧密结合社区服务和社区建设,创建具有健康人群和健康环境的健康社区以及保证区域卫生规划的实施,合理使用卫生资源,满足人民群众的基本卫生服务需求,为医疗卫生体制改革和城镇职工基本医疗保险制度改革奠定基础。

一、相关政策

1996 年我国政府首次提出要积极发展城市社区卫生服务,北京、天津、上海等大中型城市首先响应政府号召,先后开展了以转变基层医疗机构的结构和功能为核心的改革试点工作。1997 年,中共中央、国务院《关于卫生改革与发展的决定》中做出了"改革城市卫生服务体系,积极发展社区卫生服务,逐步形成功能合理、方便群众的卫生服务网络"的重要决策,这标志着为适应医学模式的转变和人口老龄化、城市化等社会卫生因素的变化,我国把积极发展社区卫生服务作为转变城市卫生服务模式的主要方式。此后全国各省(市、区)开始积极响应、逐步开展城市社区卫生服务试点工作。1999 年,国务院 10 部委联合下发了《关于发展城市社区卫生服务工作的若干意见》,意见提出了关于中国城市社区卫生服务的性质、任务、工作内容、工作方式、组织形式、人员配备、工作用房、人员培训等方面的具体要求;同时还提出了"到 2005 年各地基本建成社区卫生服务体系框架,部分城市建成较为完善的社区卫生服务体系"。2002 年,卫生部等 11 个部委联合下发《关于加快发展城市社区卫生服务的意见》。2006 年,国务院颁布了《关于发展城市社区卫生服务的指导意见》,意见指出,必须进一步深化城市医疗卫生体制改革,大力发展城市社区卫生服务。城市社区卫生服务作为国家推行的医疗机构配套改革的第一项工作,作为深化医疗服务体系改革的突破口,已成为城市卫生事业改革与发展的重中之重。2009 年,《中共中央、国务院关于深化医药卫生体制改革的意见》中提出:"完善以社区卫生服务为基础的新型城市医疗卫生服务体系。加快建设以社区卫生服务中心为主体的城市社区卫生服务网络,完善服务功能,以维护社区居民健康为中心,提供疾病预防控制等公共卫生服务、一般常见病及多发病的初级诊疗服务、慢性病管理和康复服务。转变社区卫生服务模式,不断提高服务水平,坚持主动服务、上门服务,逐步承担起居民健康守门人的职责。"2011 年,《国务院关于建立全科医生制度的指导意见》中提出建立全科医生制度的总体目标:到 2020 年,在我国初步建立起充满生机和活力的全科医生制度,基本形成统一规范的全科医生培养模式和"首诊在基层"的服务模式,全科医生与城乡居民基本建立比较稳定的服务关系,基本实现城乡每万名居民有 2~3 名合格的全科医生,全科医生服务水平全面提高,基本适应人民群众基本医疗卫生服务需求。

二、概况

(一)基层医疗机构

我国目前的社区卫生服务网络是在原有的初级医疗卫生保健网络的基础上,主要通过乡镇(街道)卫生院向社区卫生服务中心转型,卫生院医生向全科医生转型构建起来的。社区卫生服务中心下设社区卫生服务站,社区卫生服务站通过新设或者将辖区内原有的医疗点、村卫生室、厂矿医务室等转型而来。截至 2014 年 7 月底,全国医疗卫生机构数达 98.1 万个,其中包括基层医疗卫生机构 92.0 万个。基层医疗卫生机构中包括:社区卫生服务中心(站)3.4 万个,乡镇卫生院 3.7 万个,村卫生室 65.0 万个,诊所(医务室)18.8 万个等。与 2013 年 7 月底比较,社区卫生服务中心(站)和诊所增加,乡镇卫生院、村卫生室减少(表1-1)。目前,我国已有 95% 的地级以上城市、86% 的市辖区和一批县级市开展了城市社区卫生服务。

表 1-1 全国基层医疗机构数(个)

各级基层医疗机构	2013 年 7 月底	2014 年 7 月底	增减数
基层医疗卫生机构	921869	920379	−1490
♯社区卫生服务中心(站)	34185	34230	45
♯政府办的社区卫生服务中心(站)	19776	18595	−1181
乡镇卫生院	36969	36953	−16
♯政府办的乡镇卫生院	36573	36503	−70
诊所(医务室)	183373	187514	4141
村卫生室	656086	649770	−6316

注:1. ♯系其中数;
2. 2014 年增加原计生部门主管的计划生育技术服务机构

（二）基层医疗卫生机构人员

截至 2013 年末，全国卫生人员总数达 979.0 万人，比上年增加 67.4 万人（增长 7.4％）。基层医疗卫生机构共有 351.4 万人，较 2012 年增长 7.7 万人（增长 2.2％），其中，卫生技术人员共有 213.8 万人，较 2012 年增长 8.6 万人。社区卫生服务中心（站）有 47.6 万人，较 2012 增长 2.2 万人（增长 4.8％），其中，卫生技术人员共有 40.6 万人，较 2012 年增长 1.9 万人；乡镇卫生院共 123.4 万人，卫生技术人员共有 104.3 万人（表 1－2）。

表 1－2　全国基层医疗卫生机构人员数（万人）

各级基层医疗机构	人员总数		卫生技术人员	
	2013 年	2012 年	2013 年	2012 年
基层医疗卫生机构	351.4	343.7	213.8	205.2
＃社区卫生服务中心（站）	47.6	45.4	40.6	38.7
乡镇卫生院	123.4	120.5	104.3	101.7

注：＃系其中数

（三）基层医疗卫生服务

2014 年 1—11 月，全国医疗卫生机构总诊疗人次达 67.7 亿人次，其中，基层医疗卫生机构 39.2 亿人次，同比提高 3.4％；社区卫生服务中心（站）5.9 亿人次，同比提高 3.3％；乡镇卫生院 8.9 亿人次，同比提高 2.5％；村卫生室诊疗人次 18.4 亿人次，同比提高 3.8％（表1－3）。

表 1－3　全国基层医疗机构医疗服务量

各级基层医疗机构	诊疗人次数/万人次		诊疗人次增长率	出院人数/万人		出院人数增长率
	2013 年 1—11 月	2014 年 1—11 月		2013 年 1—11 月	2014 年 1—11 月	
基层医疗卫生机构	378777.3	391806.6	3.4％	3718.9	3528.1	－5.1％
＃社区卫生服务中心（站）	56866.5	58770.5	3.3％	251.8	263.3	4.6％

各级基层医疗机构	诊疗人次数/万人次		诊疗人次增长率	出院人数/万人		出院人数增长率
	2013年1—11月	2014年1—11月		2013年1—11月	2014年1—11月	
♯政府办的社区卫生服务中心（站）	51299.1	50101.0	−2.3%	204.0	210.3	3.1%
乡镇卫生院	86739.1	88915.3	2.5%	3426.2	3228.4	−5.8%
♯政府办的乡镇卫生院	86172.0	88310.7	2.5%	3406.2	3209.1	−5.8%
诊所（医务室）	49880.0	51680.0	3.6%	—	—	—
村卫生室	177280.0	184050.0	3.8%	—	—	—

注：♯系其中数

三、全科医生

全科医生（General Practitioner，GP）是社区"守门人"，是社区卫生服务的核心，是社区卫生服务的具体实施者，是整个医疗卫生服务体系的枢纽。全科医生一般是以门诊形式处理常见病、多发病及一般急症的多面手，可以在最短的时间使疾病得到最有效的处理，从而使病人得到便捷、低廉、有效的卫生服务。这样既节约了病人的开支，又大大方便了下一步的住院治疗（中医、口腔、五官、妇科除外）。我国全科医生对社区人群可以组织专家会诊、协调转诊、组织健康体检等工作，也可进行健康教育、心理咨询、加强对体弱多病的群体（如老人、小孩）的护理等工作，这些工作也极大地加强了社区群众的健康防范意识。

2011年卫生部部长陈竺曾指出，推进全科医生制度的首要工作是人才培养。目前我国全科医生无论是从数量上还是质量上都不能满足城乡基层医疗服务需求，所以加强全科医生的教育培训相当重要。我国全科医生的教育和培训主要有三种模式。① 转岗培训。这种培训模式是从医疗服务行业中抽取一部分人员，对他们进行分散或者集中的培训和教育,使其具备全科医学知识并取得全科医生的执业资格,该模式也是之前较长一段时期最为普遍的培训模式。② 高等院校教育培训。部分高校设立全科医学专业,学生通过高考填报志愿,被学校录取后,经过专业的教育和培训,最终成为全科医生,但是通过这种途径成为全科医生的人数比较少,可能与医学生更倾向于选择其他临床专科有关。③ 住院医师轮转培训(5+3)模式。这种模式尚处于发展的起步和探索阶段,是先接受 5 年的临床医学(含中医学)本科教育,再接受 3 年的全科医生规范化培养,其中包括临床科室以及社区卫生服务机构轮转,使其成为合格的全科医生,这是目前以及将来最主要的培训模式。在当前国内社区基层中,全科医生仍以转岗培训的模式为主,因而存在着医生年龄偏大、全科理论知识不足、整体素质不高等诸多问题。

四、双向转诊

双向转诊制度是伴随全科医学理论由国外引入的。国外对"转诊"概念的界定是全科医生为了特殊检查、明确诊断和治疗方案等而将病人转到专科或会诊医生处。双向转诊是我国根据国情提出的特色医疗制度,国外卫生服务体系中没有对应的"双向转诊"一词。国内对其基本概念界定是由于社区卫生服务机构诊疗设施和人员医疗技术水平的限制,对无法诊断的患者转诊至上级医院进行诊治。反之,大医院确诊后的慢性病和术后的康复患者则可转至社区卫生服务机构继续治疗。除此之外,国内其他学者依据医疗机构的类别将其概念界定为:基于病情和健康的需要在上下级医疗机构之间、专科医院之间或综合医院与专科医院之间的疾病诊治过程。

自 1997 年《中共中央、国务院关于卫生改革与发展的决定》中首次提出将社区医疗服务纳入城镇职工医疗保险中并建立双向转诊制度以来,国家对社区卫生服务的双向转诊制度颇为重视。2015 年,国务院《深化医药卫生体制改革 2014 年工作总结和 2015 年重点工作任务》中指出,按照"基层首诊、双向转诊、急慢分治、上下联动"的要求,2015 年所有公立医院改革试点城市和综合医改试点省都要开展分级诊疗试点。

在近 20 年的发展背景下,双向转诊与社区卫生服务相伴而生。双向转诊的顺利运行能确保社区卫生服务顺利开展,社区卫生服务的顺利开展则能推动我国基层医疗卫生服务的改革和发展。但根据我国社区卫生的发展现状,开展双向转诊制度仍存在许多问题。当前社区卫生服务机构技术力量薄弱,卫生人员素质不高,病人不愿意也不放心在社区卫生服务机构接受治疗,而上级医院治疗的病人对社区卫生服务机构不信任,也不愿转回社区治疗。由于社区卫生服务人员和社区卫生服务机构数量较少、覆盖面小,还未形成社区医疗机构和城市大中型医院的两级医疗格局,也未能形成分级医疗和双向转诊的机制。此外,社区卫生服务机构在职称、福利待遇、医疗和养老保险等方面与大中型医院相比处于劣势地位,缺乏对高素质人才的吸引力和从业人员工作的积极性。加上全科医学在我国的发展远远落后于发达国家,全科医生在职和转岗培训工作的开展还有一定的困难,真正在职的全科医生少之又少,以现有从业人员的诊疗水平,还不能很好地把握转诊条件,这不仅影响了社区卫生服务机构医疗保健水平的提高和机构长远的发展,也从机构内部影响了双向转诊的开展。

双向转诊制度的建立与运行是合理利用医疗卫生资源、降低医疗费用和缓解就医难的有效途径,更是提高医疗服务的及时性和连续性,促进完善基层医疗机构卫生服务体系的重要举措。

五、社区卫生服务意义

社区卫生服务中心是向社区居民提供最基本预防和医疗保障的机构,社区卫生服务中心的发展,对于缓解医患关系,优化医疗资源配置效率,提高我国医疗服务的社会公平性,体现政府公共福利以及提高居民健康素质等方面,都起着至关重要的作用。社区卫生服务能满足人民群众日益增长的卫生服务需求,能使广大群众方便地获得基本医疗卫生服务,是实现人人享有初级卫生保健的基本途径。

社区卫生服务是深化城市医药卫生体制改革,建立新型城市卫生服务体系的重要基础,是建立覆盖城乡居民基本医疗保障体系的迫切要求。社区卫生服务通过多种形式的服务为群众排忧解难,是为人民办好事、办实事的德政民心工程,充分体现全心全意为人民服务的宗旨,是全面建成小康社会的重要保证。

第三节 中德基层医疗的特征比较

基层医疗无论在发达国家还是发展中国家都是卫生保健系统的一个明显特征。然而,大多数专科医学高度发展的欧洲发达国家,直到近20年才逐渐认识到适宜的基层医疗对于卫生资源的最佳和可持续利用的必要性。在发展中国家,曾在发展早期阶段引以为豪的基本医疗保健正面临社会发展的挑战,亟待加强和完善。

中国人口约为德国人口的 17 倍,但人均 GDP 只有德国的 15%。2012 年卫生总费用占 GDP 的比例中国为 5.4%,德国为 11.3%。2000 年世界卫生报告指出,卫生系统在提高人群健康水平方面的绩效,中国在 191 个成员国中排名 61 位,德国排名 41 位。受不同历史文化、哲学理念和国家财富的影响,中德两国在卫生资源和生活环境方面存在着很大差别。然而,初级卫生保健的概念给出了卫生服务这一基本功能的共同参照点,Starfield BH 提出了比较不同国家初级卫生保健发展状况的要素,此外经济文化全球化的趋势也引发了很多有关卫生结构和服务提供方面具有可比性的问题。本节基于 Starfield BH 提出的特征要素,以 21 世纪初两国基层医疗特征为例进行比较,各国基层医疗的现况请见第一、二节。

一、概况

德国卫生服务体制的一个明显特征是公共卫生、开业医生提供的初级和二级医疗以及住院服务三者之间存在明晰的界限。在德国和其他欧洲国家,两种主要的力量构成了卫生服务体制的发展:高度自治的医生行业以及超过 90% 的社会医疗保险的覆盖率,后者在德国覆盖被保险者大部分医疗服务,占卫生总费用的 68% 以上。所有门诊服务,包括基层医疗和大量的门诊二级(专科)保健,都毫无例外地由开业医生来提供。多数医生拥有独立诊所;病人可自由选择全科医生或专科医生,开业医生没有固定的服务区域。

我国在 20 世纪 70 年代发展了一个三级卫生服务网络。在城市包括街道卫生院、省(市、区)医院和大学附属医院,农村包括村卫生室、乡镇卫生院和县医院。基层医疗由基层医疗单位(街道卫生院和村卫生室)提供,一般不包括住院服务,病人可自由选择就医地点和医生,没有严格的地理范围限制。这种等级管理系统使得预防医疗等卫生服务能以极小的成本快速地扩展和延伸,中国人群的卫生状况由此取得了举世瞩目的成就。二十年经济改革使三级卫生服务网络受到不同程度的削弱。70% 的医疗资源逐渐集中在城市,服务 30% 的人口,城市大部分医生工作在大医院。快速的城市化、老龄化以及慢性病的发病率增加迫切需要基层医疗在卫生服务体系中拥有日益重要的位置。1997 年我国推动了全国卫生改革。2000 年城镇职工基本医疗保险在全国确立。基层医疗从此处于发展的转型期。城市的基层医疗逐渐由社区卫生服务中心(站)来提供。

二、基层医疗人员

基层医疗应由受过家庭/社区医学职业培训的医生提供。全科医学/家庭医学是一门有独立教学科研和临床实证的学科,是定位于基层医疗的一门临床专科。在德国,1998 年平均每千人口医生数 3.5 人。其中 34.8% 从事门诊服务。90% 的门诊医生隶属于社会医疗保险。全科医生约占门诊医生的 40%,医生总数的 15%,平均每一位全科医生服务 1878 名居民。医学专业的大学毕业生如想在门诊领域独立开业,必须首先专科化。全科医学专科化的时间 1998 年已从 3 年增加到 5 年,以加强未来全科医生的质量和职业地位。全科医生应掌握与学科特征有关的六种核心技能:初级卫生保健管理,以人为中心的保健,解决问题的能力,综合的方法,社区定向,整体医学的诊疗模式。全科医生获得资格证书后才允许在社区开业。欧洲全科医生工作状况调查曾显示,德国的全科医生每周工作 53.8 小时,平均每月 17.6 小时用于继续医学教育。75% 的全科医生受过职业训练。1998 年我国已有卫生技术人员 442.37 万人,医生 199.95 万人,护师(士)121.88 万人,平均每千人口医生数 1.65 人，每千人口护师（士）数 1.00 人，已基本满足人民群众的卫生服务需求。原来提供基层医疗的医务人员，有些是初中毕业后接受 3 年或 5 年医学教育，有些是大学医学院的毕业生。目前全国有若干种全科医学的培训模式：在大多数城市开展的社区卫生服务人员在职转岗培训模式；在江苏、河南、湖南等地开展的全科医学生培养模式；针对本科以上学历在职医生开展的高层次培养模式也已在北京、上海、天津和浙江试点；北京、上海和天津还实施了培养高校师资和社区卫生管理者的培训项目。

三、资金来源和支付办法

费用支付办法大致有三种：薪水、按人头付费和按服务项目付费。在德国，在法定医疗保险里，所有门诊服务有一个确定的费用上限，在此上限范围内，医生按人头和服务项目收费相结合的复杂方式获取补偿。补偿事后在医生和保险公司之间进行，是间接的，主要包括两个阶段。首先，疾病基金组织把在社会医疗保险内提供服务的所有医生的补偿费用付给医生协会（代表费用上限）。总费用通常是按人头或按保险者计算。然后，医生协会将总费用按统一的标准在医生内部进行分配。标准列出了所有可以在社会医疗保险内给予补偿的服务项目。除了基础项目之外（门诊、出诊、筛检等），其余项目按照专业排序。每一服务项目给出一个分数和获取补偿的先决条件。在每一季度末，门诊医生把提供的服务项目的总分向医生协会报告。医生协会根据总费用和总分计算出每分的补偿值。全科医生和专科医生在门诊领域存在竞争关系。提供同一服务项目，一般来说专科医生获取的分值较高。1996 年，联邦德国全科医生的平均年收入为 155800 马克，专科医生为 200600 马克。由于总费用是固定的，总分越高，每分的补偿值就越低。所以高分并不一定带来高收入。尽管这一办法有抑制医生诱导需求的一面，另外也有费用控制机制存在，不确定的财政刺激还是构成了破坏性的竞争元素：虚假需求和过度提供。

我国的医疗保健制度较为复杂，城乡差别很大。20 世纪 50 年代开始，机关事业单位工作人员和国有企业职工享有公费医疗和劳保医疗。20 世纪 80 年代医疗费用急剧增长，至 1993 年，公费医疗和劳保医疗覆盖 15％的人口，占卫生总费用的 36％。医疗费用支付按服务项目收费进行。这样，对所利用的医疗服务不承担或承担有限经济责任，使得享有医疗保障的城市人群缺乏寻求低成本高收益保健的动机。服务项目收费客观上也允许卫生服务提供者在经济利益的驱动下，诱导需求，过度提供卫生服务。医改后随着城镇职工医疗保险制度的确立和推进，确立了不同时期、不同地区基本医疗的内涵范围，使医疗费用的急速攀升得到了有效的遏制。20 世纪 50 年代中期开始，我国农村在生产互助合作运动中创建了合作医疗制度。合作医疗的资金主要来源于个人和乡村集体经济。个人支出约占年收入的 0.5％～2％。20 世纪 70 年代中期，90％的农村建立了合作医疗，以村卫生室为主提供初级卫生保健。农村初保人员按照工作时间计工分获取报酬。20 世纪 80 年代初期随着农村集体经济的解体，很多农村地区的合作医疗跌入低谷。至 1993 年，合作医疗只覆盖了不到 10％的农村人口，占卫生总费用的 2％。2000 年，87.3％的农村病人支付所有医疗费用。绝大多数乡村医生不再领取工资，而是靠医疗和药品销售获取大部分收入。1990 年，47.5％村卫生室是个体所有，很多租给个体医生经营。他们与乡镇卫生院、其他药品和卫生服务的提供者竞争，用于预防和健康促进的时间相对减少了。

四、第一线服务

第一线服务是指当健康问题产生时，应有一个特定的地点或特定的卫生服务提供者作为进入卫生保健系统的入口。第一线服务包括提供可及性服务以及当医疗需要产生时利用这些服务。全科医疗/家庭医学一般情况下能充当这一职能。此外，由家庭/全科医生，内科医生或儿科医生充当"守门员"的角色也已成共识。

德国病人可以自由选择社区中的门诊开业医生（家庭医生或专科医生），医院一般不提供门诊服务。家庭医生主要是全科医生。内科医生和儿科医生可以自主选择作为基层医疗（全科医疗）或是专科医疗的提供者。病人如果对自己的健康问题比较了解，会直接找专科医生就诊。中国同样的没有"守门员"制度,病人可以直接找全科医生或专科医生。与德国不同,全科医生在社区,而专科医生一般在医院,也就是说病人可以在健康问题产生的第一时间去医院看病。政府部门已经认识到卫生政策应向社区倾斜的必要性。目前,社区卫生服务以它时间、空间、价格和心理上的可及性吸引社区人群就诊。

五、持续性服务

持续性服务,在基层医疗里指的是卫生服务提供者和病人之间一种长时间的关系。经验表明持续性服务的好处不在于技术水平的提高,而在于增进了对服务对象的了解,从而有助于识别病人的健康问题。

在德国,尽管医患之间不强制要求建立这种长期关系,但有 50 岁以上的 2/3 病人平均每季度找一次家庭医生,持续性服务的比例不低于有"守门员"制度的欧洲国家。而在中国,基于持续性服务理念基础上的保健合同正为政府所鼓励,并在一些社区卫生服务中心试点。

六、综合性服务

综合性服务要求基层医疗充分识别病人所有的健康相关需要并安排卫生资源来满足这些需要。它可以从两方面来评价:识别需要和服务范围。

德国的全科医疗普遍开展治疗性服务,诸如急性病、身心问题、妇幼健康问题,也广泛参与慢性病的治疗和随访。全科医生一般不提供妇产科保健,相关健康问题由社区的专科医生来解决。预防服务方面,25％的全科医生提供针对妇女的癌症预防服务,很多从事全科医疗的内科医生提供肺功能和肌力测定。91％的全科医生提供常规血压测量,79％的全科医生提供常规的血液胆固醇评价,并与社区的儿科医生一起承担儿童健康监测和免疫接种。全科医生参与健康教育不多,总的来说,预防和社区导向的卫生服务在德国是很不发达的。

我国的城市社区卫生服务要求提供综合性服务包括:疾病预防,健康教育和疾病管理;常见病的防治,包括坐诊和出诊,建立家庭病床,提供家庭医疗服务;计划生育、围产期和儿童系统保健;双向转诊和康复服务。然而,综合性服务在不同地区和不同社区卫生服务机构实现的程度有所不同。

七、协调性服务(一体化)

协调性服务是一个高质量基层医疗经济有效性的主要特征,确保病人就特定的健康问题找到最合适的卫生服务提供者。通过管理全科与各个专科的接口,全科医学/家庭医学使卫生服务需要者能够及时接受二级医疗的各项高技术诊疗手段。

实现协调性服务,医疗信息的有效传递是很关键的。在德国,全科医生和从事初保的内科医生、儿科医生以及二级医疗的专科医生之间的合作是紧密的,但与社会工作者和病人自助组织的联系是松散的。大多数全科医生使用计算机,但只有42%用于保存医疗纪录。由于缺少病人医疗信息传递的工作标准,协调性服务在德国并没有很好实现,这一点在中国也是如此。

八、家庭为中心、社区为导向

全科医学是在人们的生活环境中处理健康问题,而不是孤立地看待疾病或病理过程。它在可利用的资源范围内协调病人以及病人所在社区的健康需要。我国社区卫生服务尚处发展阶段,鼓励建立家庭健康档案。此外,社区卫生列入社区经济和社会发展规划,因而得到政府和其他社会部门的支持。在德国,由于基层医疗由私人的开业医生来承担,这一特征表现不甚明显。参照 Starfield BH 提出的基层医疗的各项要素,表1-4总结了两国在该领域的特征。

表1-4 中德卫生体制和社区卫生服务特征比较

	德 国	中国(发展中的城市社区卫生服务)
体制类型	私有	公有制为主体
资金来源	370个社会疾病基金组织覆盖约90%人口,雇主、雇员各承担一半	三方:国家、基本医疗保险和个人

续　表

	德　国	中国(发展中的城市社区卫生服务)
基层医疗提供者	全科医生(内科医生和儿科医生可以选择做全科医生)	全科医生(经过转型培训或规范化培训)
目前从事医疗工作的专科医生所占的比例	85%	—
全科医生与专科医生的职业收入比例	0.78：1	—
病人在社区就诊费用分担情况	大部分服务项目由医疗保险支付,某些服务项目由病人承担一定比例(有上限),低收入免除	是,遵照基本医疗保险的有关规定
病人名单	无	目前尚无,建设目标之一
24小时服务	通过医生轮换实现此功能	通过社区卫生服务中心(站)实现此功能
全科医学的学术地位	全德35个医学系,7个建立了全科医学研究所	重点扶持建设学科
按照确定的地理区域组织基层医疗	否	是
基层医疗提供场所	独立诊所	社区卫生服务中心(站)
卫生服务提供者的补偿	按项目收费(社区)和固定薪水(医院)	固定薪水和奖金
全科医生可以为住院病人提供服务	不能	不能
专科医生只能在医院工作	否,专科医生可以在社区开业	是

续 表

	德 国	中国(发展中的城市社区卫生服务)
第一线服务	否,病人可以直接找(社区)专科医生	否,病人可直接上医院找专科医生
持续性服务	没有硬性规定,但在中老年病人中较为普及	探索在全科医生(或社区卫生服务机构)和患者之间签订保健合同
综合性服务	是,但较少参与预防和健康教育	是,但有地区差异
协调性服务	缺少病人医疗信息传递的工作标准,没有很好实现	缺少病人医疗信息传递的工作标准,没有很好实现
以家庭为中心	没有	有
以社区为导向	没有	有

九、两国基层医疗的改革

　　法定的社会医疗保险是德国一向引以为豪的社会保险体系中的重要组成部分,随着德国人口的老龄化和医疗现代化,医疗保险日益呈现入不敷出的状况。21 世纪初,德国政府与在野党达成一致的医疗保险改革方案的目标是:把法定的医疗保险费所占工资的百分比从目前的 14.4% 降至 13% 以下,另外政府至少要节省出 200 亿欧元以贴补医疗保险的亏空。社会医疗保险的收入上限也从 3375 欧元上升到 3825 欧元,这样月收入低于新标准的人们必须参加社会医疗保险,没有选择私人保险的权利;为减少重复检查,医院有望提供门诊服务,从而跨越门诊与住院服务的严格界限,社区开业医生的门诊垄断地位将被打破。

　　我国计划建立一个全国范围内的社区卫生服务网络以提供城市居民,尤其是老年人,更方便、更供得起的卫生保健。国家将打破部门垄断和所有制等界限,鼓励企业事业单位、社会团体、个人等社会力量多方举办社区卫生服务机构,健全社区卫生服务网络。社区卫生服务网络既包括提供综合服务的社区卫生服务中心(站),也包括为社区居民提供专项服务的护理院(站)、诊所等。社区卫生服务中心(站)是社区卫生服务网络的主体,原则上按照非营利性医疗机构要求及区域卫生规划设置。其他营利性和非营利性社区卫生服务机构在社区卫生服务网络中发挥重要的补充作用,以满足居民多样化的需求。保障中国9亿农村居民基层医疗的发展计划也在2002年启动了。该计划旨在改善农村地区的卫生保健网络,完善农村合作医疗,积极实行多种形式的农民医疗保障制度。

参考文献

1. Boerma W, Fleming D M. The role of general practice in primary health care[R]. Geneva: World Health Organization, 1998.

2. Carrin G, Ron A, Hui Y, et al. The reform of the rural cooperative medical system in the People's Republic of China: interim experience in 14 pilot counties[J]. Soc Sci Med, 1999, 48: 961 - 972.

3. Community health service on agenda. China Daily[EB/OL]. (2002 - 08 - 25). http://www.china.org.cn/english/ 2002/Aug/ 40607.htm.

4. European Observatory on Health Care Systems. Health care systems in transition-Germany[R]. European Observatory on Health Care Systems, 2000.

5. Mader FH. Institut fuer Praxisforschung : leistungsbreite von allgemeinaerztlichen und internistischen Praxen in Bayern (Quartal IV/1994). Nittendorf, 1995.

6. Gervas J, Perez FM, Starfield BH. Primary care, financing and gatekeeping in western Europe[J]. Fam Pract, 1994, 11: 307 - 317.

7. Gerlach FM, Szecsenyi J. Warum sollten Disease-Management-Programme hausarztorientiert sein? —Gruende, Grenzen und Herausforderungen[J]. Deutsches Aerzteblatt, 2002, 99: 20 - 26.

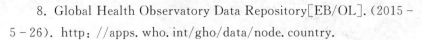

8. Global Health Observatory Data Repository[EB/OL]. (2015 - 5 - 26). http：//apps. who. int/gho/data/node. country.

9. Liu G，Liu X，Meng Q. Privatization of the medical market in socialist China a historical approach[J]. Health Policy，1994，27：157 - 173.

10. Liu X，Hsiao W. The cost escalation of social health insurance plans in China：its implications for public policy[J]. Soc Sci Med，1995,41：1095 - 1101.

11. Lueschen G，Cockerham W，van der Zee J，et al. Health Systems in the European Union. Diversity，convergence，and integration[M]. Muenchen：R Oldenbourg Verlag，1995.

12. Plan launched to guarantee rural primary health care. People's Daily. [EB/OL](2002 - 6 - 11) http：//www. china. org. cn/english/Life/34331. htm.

13. Starfield BH. Primary care：balancing health needs，services，and technology [M]. Oxford：Oxford University press，1998.

14. WHO. World Health Report 2000. Health Systems：improving performance[R]. Geneva：World Health Organization，2000.

15. Woerz M，Busse R. Structural reforms for Germany's health care system[J]. Euro Observer，2002，4(4)：1 - 3.

16. WONCA. The European definition of general practice / family medicine [R]. World Organization of National Colleges，Academies，and Academic Associations of General Practitioners / Family Physicians，2002.

17. World Bank 1996a. Issues and options in health financing. 15278 CHA [R]. Washington：World Bank，1996.

18. World Bank 1997b. Financing Health Care：issues and options for China [R]. Washington：World Bank，1997.

19. World Health Organization. Primary health care [R].

Geneva：World Health Organization，1978.

20. Wun Y，Lu X，Liang W，et al. The work by the developing primary care team in China：a survey in two cities[J]. Fam Pract，2000，17：10－15.

21. 鲍勇，霍清，高修银，等.城市社区卫生服务工作研究和发展建议[J].中华医药荟萃杂志，2002，1：37－41.

22. 陈冉，石瑜.管窥德国医药卫生体制[J].中国卫生人才，2013，(6)：58－59.

23. 戴莎白，黄晓光.德国全科医生的教育和就业情况及现存问题[J].中国全科医学，2013，16(10)：3519－3522.

24. 范迪军.医保改革的德国经验[J].工会博览，2012，(6)：50－54.

25. 冯毅.浅析社区卫生服务双向转诊机制的缺陷及对策[J].湖北民族学院学报(医学版)，2005，22(2)：53－54.

26. 黄志平.观澜街道医院与社区双向转诊的现状与对策[J].医学理论与实践，2009，22(5)：64－66.

27. 金生国.中国社区卫生服务[M].北京：人民卫生出版社，2007.

28. 李鲁.社会医学[M].第 4 版.北京：人民卫生出版社，2012.

29. 李勤.德国、瑞典的社区卫生服务[J].全科医学临床与教育，2005，3(4)：196－200.

30. 刘晓强.德国医疗保险体制研究[J].国外医学，2010，27(4)：145－150.

31. 卢杨，张鹭鹭，欧崇阳，等.医院与"社区双向"转诊机制研究[J].中国全科医学，2007，10(11)：939－941.

32. 卢祖询.社会医学[M].北京：科学出版社，2003.

33. 马强，姜丽美.德国医疗卫生体制及其改革趋势对我国的启示[J].卫生软科学，2009，23(5)：563－564.

34. 石光，李明柱.澳大利亚社区卫生服务概述[J].中国全科医学，2001，4(6)：500－501.

35. 王安，王丽.国家健康基金——德国健康保险筹资的新方式[J].

国外医学,2013,30(3):97-102.

36. 王丙毅,尹音频.德国医疗管制模式的特点、改革取向及借鉴意义[J].理论学刊,2008,(173):58-61.

37. 王明旭.社区卫生服务管理[M].//胡浩波.卫生事业管理.北京:北京医科大学出版社,2000:77-82.

38. 阎菊娥.卫生发展与卫生人才管理[M].//胡浩波.卫生事业管理.北京:北京医科大学出版社,2000:86.

39. 杨春华,宣瑞祥.德国社区卫生服务的现状及对我们的启示[J].全科医学临床与教育,2006,4(2):99-101.

40. 姚玲珍.德国医保:政府引导社会主办[J].中国医院院长,2014,(5):84-85.

41. 于广军,乔荟兹,马强.德国医疗保险制度改革及趋势分析[J].卫生经济研究,2007,(3):45-47.

42. 张渊敏.我国社区卫生服务的现状[D].上海:复旦大学,2013.

43. 中华人民共和国国家卫生和计划生育委员会.2013年我国卫生和计划生育事业发展统计公报[EB/OL].(2014-05-30)[2015-03-01].http://www.moh.gov.cn/guihuaxxs/pgzdt/list_3.shtml.

44. 中华人民共和国国家卫生和计划生育委员会.2014年1—11月全国医疗服务情况[EB/OL].(2015-01-12).http://www.nhfpc.gov.cn/mohwsbwstjxxzx/s7967/201501/0faf05af332b4f9f83bc1244b84f6dfb.shtml.

45. 中华人民共和国国家卫生和计划生育委员会.2014年7月底全国医疗卫生机构数[EB/OL].(2014-09-19).http://www.nhfpc.gov.cn/mohwsbwstjxxzx/s7967/201409/5A1B135861794aaea934cde77467ca9e.shtml.

46. 朱明君,潘玮.德国法定医疗保险的现状[J].中国医疗保险,2012,(2):66-69.

47. 朱明君.德国法定医疗保险的筹资[J].中国医疗保险,2012,(3):75-77.

48. 朱明君.德国法定医疗保险的支付[J].中国医疗保险,2012,(4):68-70.

49. 祝丽玲,张艺潆,王佐卿,等.国外全科医学教育模式对我国的启示[J].中国医院管理,2012,32(368):69-70.

第二章 研究的理论基础和工具

第一节 研究背景与研究方案

一、研究背景

（一）健康相关生命质量成为健康状况的一个重要方面

随着疾病谱的改变,肿瘤和心脑血管疾病等慢性病成为威胁人类生存的主要疾病。这些疾病很难治愈,治疗手段对延长生命的效果并不十分确定,而治疗本身却常常对患者有副作用。如何评价治疗的利弊? 作为临床试验中的传统终点,生理指标常常与患者的感觉联系不大。因此,如果想知道干预对于患者感兴趣的结果产生了何种影响,有必要通过主观评价和报告的方法评价患者的疾病体验。生命质量(Quality of Life, QOL),又称为生活质量、生存质量,最初是社会学概念,主要用一些社会和环境的客观条件指标来评价,如收入与消费水平、受教育程度、就业率、人均住房面积等。20 世纪 70 年代末,生命质量的概念开始广泛应用于医学领域,探索疾病及其治疗对人们良好适应感觉和执行社会角色的影响,形成了健康相关生命质量(Health Related Quality of Life, HRQOL)的范畴。

世界卫生组织将生命质量定义为:不同的文化和价值体系中的个体对与他们的生活目标、期望、标准,以及所关心事情有关的生活状态的体验。这一概念包含了个体的生理健康、心理状态、独立能力、社会关系、个人信仰和与周围环境的关系。研究者普遍认为,疾病给病人的日常生活带来生理、心理和社会生活诸多方面的损害,这种损害会影响个体对生活的满意度。生命质量体现了个体对疾病损害的反应，包括生理状态，也包括各种良好适应的感觉，基本的满意度和总的自我价值感。将生命质量界定为一种患者报告结果（Patient-Reported Outcomes，PROs）导致 20 世纪 90 年代开始这一领域测评工具和研究证据的积累。伴随全球卫生政策和多中心医学研究，跨文化生命质量评价得以不断发展。

美国波士顿健康研究所研制的 SF-36 健康调查量表（the Medical Outcomes Study 36-Item Short Form Health Survey，SF-36）包括 36 个条目，测量 8 个维度：生理功能（Physical Functioning，PF）、生理职能（Role-Physical，RP）、躯体疼痛（Bodily Pain，BP）、总体健康（General Health，GH）、活力（Vitality，VT）、社会功能（Social Functioning，SF）、情感职能（Role-Emotional，RE）和精神健康（Mental Health，MH）。36 个条目中另有一项指标——健康变化（Health Transition，HT）用于评价过去一年内健康改变的情况。在 8 个维度基础上，可计算生理健康总分（Physical Component Summary Score，PCS）和心理健康总分（Mental Component Summary Score，MCS）。这些维度、独立条目取值范围均为 0～100，高分代表较好的健康状态。生理健康总分和心理健康总分按照常模标准化计分。SF-36 健康调查量表在评价人群健康，估计不同疾病负担，监测临床结果和考察治疗效果方面已积累了较多的研究证据。1991 年，SF-36 健康调查量表被遴选作为国际生命质量评价项目（International Quality of Life Assessment，IQOLA）的测评工具。迄今为止，SF-36 健康调查量表已有超过 170 个正式的语言版本，是应用最为广泛的生命质量评价量表。

欧洲生存质量测定量表（the EuroQOL Iinstrument，EQ-5D）是欧洲生命质量组织发展起来的简易通用型生命质量自评量表，目前已有超过 160 个正式的语言版本，20 个国家的全国或区域常模。该量表由两部分构成：第一部分，应答者回答在 5 个方面存在问题的程度：① 行动；② 自我照顾；③ 日常活动；④ 疼痛/不舒服；⑤ 焦虑/沮丧。第二部分，应答者在视觉模拟尺度（Visual Analogue Scale，VAS）上标记他们总的健康感觉。该尺度外形像温度计,顶端标记 100(可想象的最佳健康状态),底端标记 0(可想象的最差健康状态),要求应答者在尺度上标出一点,代表他当天的健康状况。EQ-5D 的信度和效度已被广泛验证,并在不同病人群中应用,在英国、西班牙、德国和加拿大已用于人群调查。EQ-5D 可补充疾病专门化问卷或其他通用型问卷使用,适合于信访调查或临床环境中。

(二)卫生保健的生态学

基层医疗通过提供预防、治疗和康复服务处理社区中最常见的问题,使健康和良好适应最大化。White KL 等在 1961 年提出"卫生保健的生态学"这一概念,即在一个 1000 名成人的人群中,平均每月有 750 人报告有疾患,250 人就诊,9 人住院,5 人被转诊,1 人转至医学院校附属医院(图 2-1)。White KL 等的资料被调查者及教科书作者和政府机构广泛引用,然而 Green LA 等认为 White KL 的报告基于大部分来自美国和英国的信息源,最早可追溯到 1928 年;有些估计带有"主观推导"的可能,真实性令人怀疑。Green LA 等在 2001 年重建卫生保健的生态学,提出了一个更为广泛的有关卫生保健结构、医学教育和研究的理论框架。尽管自 1961 年以来在卫生保健的结构和投入方面发生了显著的变化,Green LA 等的新框架与 40 年前相比有一些差异,但总的来说还是保持稳定。新框架表明:在 1000 人的美国人群中(包括男性、女性和儿童),平均每个月 800 人经历症状,327 人考虑寻求医疗帮助,217 人向诊所的医生求诊(113 人就诊于全科医生,104 人就诊于其他专科医生),8 人住院,少于 1 人(0.7)进入学术性的医学中心(图 2-2)。在德国,全科医生持续照顾慢性病患者。按照德国 1997—1998 年全国卫生服务调查,大约 90%的德国成人在过去一年有就诊史(72%就诊于全科医生,28%就诊于其他专科医生)。患有年龄相关慢性病的老年人平均每年就诊 11 次,其中一半求助于全科医生。大约 1/10 的年轻人(18～30 岁)和 1/5 的老年人(70～79 岁)在过去一年住过院。以上卫生保健的生态学表明,医疗信息的收集应该涵盖各个保健领域。在基层医疗领域寻求医学帮助的患者是一般人群中一个有选择的特殊群体。初级、二级、三级医疗中慢性病患者的健康状况及其影响因素应该独立评价。研究兴趣若局限于二级和三级医疗,医疗信息就不完整。

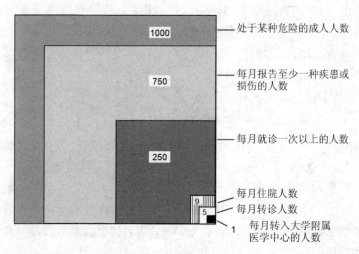

图 2-1　每月社区人群(≥16 岁)疾患的流行情况估计及医生、医院、大学附属医学中心在卫生保健提供中的作用

资料来源:White KL 等 1961 年报告

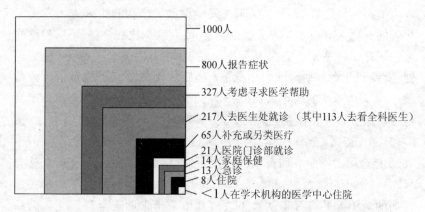

图 2-2　每月社区疾患的流行情况及各类卫生保健资源的作用再分析

注:每一小方框代表最大方框的一部分,即均以 1000 作为基数;资料来自各年龄段人群

资料来源:Green LA 等 2001 年报告

在基层医疗领域，单个慢性疾病患者的健康相关生命质量已有较多报道。如下背痛患者的生命质量明显低于一般人群。未治疗的抑郁患者的生命质量很低，8%的患者认为自己生不如死。新诊断的2型糖尿病比筛查发现的患者报告更多的糖尿病相关的症状压力，并且在半年末和一年末报告持续较差的心理健康。然而，基层医疗中比较不同慢性病患者生命质量的研究较少，基层医疗患者与一般人群生命质量比较的研究较少。尽管基层医疗中患有两种以上疾病，即共存病的患者多见，但探索共存病与生命质量联系的研究数量有限。

（三）基层医疗提供了不同国家、文化比较的共同的参照点

无论在发达国家还是发展中国家，基层医疗都是卫生保健系统的一个显著特点，然而专科医学高度发展的德国和大多数欧洲发达国家，直到最近20年才逐渐认识到，适宜的基层医疗系统对于卫生资源的最佳和可持续利用的必要性。在发展中国家，曾在发展早期阶段引以为豪的基本医疗保健正面临社会发展的挑战。我们重新来回顾1978年在前苏联的阿拉木图召开的世界卫生组织会议上提出的初级卫生保健的基本原则：初级卫生保健是一种基本的卫生保健，它依靠切实可行、学术上可靠又为社会所接受的方式和技术，是社区的个人和家庭通过积极参与普遍能够享受的，费用也是社区或国家在发展的各个时期本着自力更生及自决精神能够负担得起的，它既是国家卫生系统的一个组成部分和功能中心，也是社区整个社会经济发展重点的组成部分。它是个人、家庭、社区与国家卫生系统接触的第一环，能使卫生保健尽可能接近于人民居住及工作的场所；它还是卫生保健持续进程的起始一级。这一基本原则给出了一个不同国家比较基层医疗状况的共同参照点。在德国和很多欧洲国家，两种主要的力量构成了卫生服务体制的发展：高度自治的医生行业以及约90%的基本医疗保险的覆盖率，后者覆盖被保险者大部分医疗服务，占卫生总费用的68%以上。门诊服务中全科医生约40%，专科医生约60%。中国的卫生改革和发展提出了卫生结构和服务提供方面很多具有可比性的问题，如覆盖面日益扩大的基本医疗保险和不断发展的社区卫生服务。

二、研究目的及意义

1. 了解独立样本基层医疗就诊病人的健康相关生命质量，是否不同的疾病患者具有不同的生命质量，从而为医生和卫生管理者提供信息，更好地开展以病人为中心的卫生服务。

2. 基层医疗中共存病是很常见的。独立疾病的健康相关生命质量已有较多报道，然而比较不同慢性病患者的健康相关生命质量的系统研究却很少，每一疾病状态对于生命质量的独立影响尚不清楚。在本研究中，我们估计了调整人口学因素和共存病后每一种慢性病对于生命质量的独立作用。

3. 跨文化生命质量的比较研究很少，至项目启动尚无关于中德人群健康相关生命质量比较的独立研究。国际通用量表的开发，不单是为了促进不同语言版本量表的国内使用，而是作为健康结果的一个终点，进行跨文化的比较。本研究可以评价在不同的文化和价值体系影响下慢性病患者的生命质量状况。研究同时采用以不同方法发展而来的跨文化通用型 SF-36 量表和 EQ-5D 量表施测，一是可以验证两量表结果的吻合度；二是使结果更易于解释。

4. 在中国和很多专科医学高度发展的欧美国家，有关基层医疗患病状况的信息是不充分的。本研究试图通过样本信息反映：在一个特定的基层医疗系统下，由患者反应和卫生服务提供所决定的就诊者患病状况和健康相关生命质量，从而为卫生政策研究和跨文化的合作努力提供信息支持。

三、研究方案

1. 样本量

根据 80% 的把握度、双侧 0.05 的显著性水平、观测到 5 分的差别、标准差 34（参考杭州和德国常模）、无应答率 20%，计算样本含量，每组独立样本需 1250 例病人（总样本 2500）。

2. 调查范围

在德国，邀请信发往研究所的通信名单以及与研究所有业务联系的诊所,20 个有参与意愿的诊所入选(2002 年)。在浙江省,邀请信发往杭州市所有社区卫生服务中心(站)和浙江省卫生厅基层妇幼处推荐的其他市的社区卫生服务中心(站),以同等方法选取 25 个社区卫生服务中心(站)进行研究(2003 年)。

3. 调查对象

各个入选调查点,从某一确定时间开始,邀请每一位 14 岁以上的就诊病人在就诊前参加自评量表调查,直至完成 50 份问卷。

4. 调查工具

① 邀请信;② 致医生的调查说明;③ 调查步骤;④ 致病人信;⑤ 无应答登记;⑥ 就诊原因及患病情况登记;⑦ 调查问卷(SF－36 量表、EQ－5D 量表和人口统计问题)。

5. 疾病编码

本研究采用国际基层医疗疾病分类(International Classification of Primary Care Second Edition,ICPC－2)进行编码。该分类法既能记录医生观察到的病人就诊原因,也能记录医生最后的诊断,从而利用数据更深入地了解病人去看全科医生的原因以及他们表现自己的问题的方式。1970 年以前,基层医疗收集的发病率资料都使用《国际疾病分类》(ICD)。其主要优点是被国际公认,增加了各国之间数据的可比性;缺点是基层医疗中出现的许多症状和非疾病状态难以用其编码,因为它原本是为统计死亡率而设计,其结构是以疾病为基础的。自出版以来,ICPC－2 越来越被公认为病人导向的全科/家庭医学和基层医疗的分类法。

第二节 SF－36 健康调查量表的汉化

一、SF－36 健康调查量表的概况

对医疗保健措施的有效性进行评价,传统的方法是采用诸如治愈率、生存率等统计指标来衡量。随着疾病谱的改变,特别是身心疾病的

增加,人们越来越认识到应该从社会人的角度来评价健康水平,对主观健康在监测医疗结果的重要性方面达成了越来越多的共识。20世纪70年代,国外医学界引入"生命质量"的概念,它首先被应用于临床试验,产生了许多生命质量测评量表。其代表问卷为美国的医疗结果问卷(Medical Outcomes Study,MOS)。MOS长而复杂,不适合人群调查,为此,人们着力于研制相对简单的调查问卷。SF-36量表是在MOS基础上研制的简明健康调查问卷,它适用于一般人群的生命质量测量、临床试验及研究、卫生政策评价。SF-36量表评价健康相关生命质量的8个方面,分属于"生理健康"和"心理健康"两个大类;除此之外,SF-36量表还包括另一项健康指标——健康变化,用于评价过去一年内的健康改变。SF-36量表与其他生命质量测评量表相比,短小、灵活、易管理,信度与效度令人满意,敏感性较高。目前,SF-36量表在欧美是一个被普遍认可的生命质量测评量表。1991年,由IQQLA发起,组织制定了标准翻译程序,并资助SF-36量表在14个国家的翻译、测试及常模制定。IQOLA的目的是想利用SF-36量表制定世界各国一般人群健康状况常模,以利于国际比较,同时使SF-36量表在各国的运用达到统一的程序化管理。迄今为止,SF-36量表已有超过170个正式的语言版本,是应用最为广泛的生命质量评价量表。

国外SF-36量表的应用领域相当广泛,概括起来有以下四个方面:

1. 监测人群健康状况

通过人群调查,了解人群的健康状况,制定不同国家与地区的8个健康概念的正常值,为国际比较和国内研究提供参考。

2. 不同疾病卫生服务需要量的评估

由于SF-36量表中的8个健康概念并不特意针对某一具体疾病,同时它采用标准问卷、答案和计分,因此,SF-36量表可以进行多种疾病卫生服务需要量的比较。

3. 临床结果监测

采用SF-36量表定期观察慢性病病人的健康状况,有利于监测病人在功能及良好适应方面的变化,指导医生调整治疗方案,正确把握病情的发展进程。

4. 疗效评价

除了传统定义的医学终点,不同疗法对于病人功能和良好适应的影响,正在越来越多地得到评价。SF-36量表为健康状况评价提供了行之有效的工具。

二、汉化的学术和应用价值

随着健康观从生物健康向生物—心理—社会健康的转变,生命质量作为健康指标突破了传统测量指标的樊篱,成为临床医学界和医学相关领域的研究热点。利用一种适用于各种文化背景的标准测量工具制定世界各国一般人群健康状况正常值,对慢性退行性疾病进行疾病负担估计、病情监测、医疗结果评价,符合医学发展和社会保障事业发展趋势。SF-36量表是一个普遍被认可的生命质量测评工具。因此,SF-36健康调查量表的汉化、验证及应用研究,对填补国内空白,促进国内研究和国际交流,服务于临床和相关领域,是有重要的社会、经济意义的。

从已有国外文献来看,SF-36健康量表对测定健康结果的效果是理想的;SF-36量表因其短小、灵活、易操作,信度效度令人满意,较少文化偏性,已成为一个普遍被认可的生命质量测评工具。汉化SF-36量表在医学领域可用于一般人群健康调查、不同疾病负担评估、病情监测、医疗结果评价。它在医学相关领域,尤其是养老医疗保险业,亦有广泛的应用价值。

1. 一般人群的生命质量测量

国内对人群的健康状况缺乏评价手段。编制一个新量表需要众多研究者长时间齐心协力的工作,国内很少具备这些条件。目前,对临床和社会文化测量工具的迫切需要导致了一些西方量表的汉化。SF-36量表起源于美国,因其显著的优点,于20世纪90年代成为被西方国家普遍认可的生命质量测评量表,是国际生命质量评价项目确定的评价工具。用SF-36量表制定中国一般人群健康状况正常值,可进行国际比较和交流。因此,汉化SF-36量表实践上是需要的,学术上是前沿的,技术上是可行的,经济上是合理的。

2. 临床试验及研究

国内的疗效评价仍停留在生物学层次,病人与疾病被分割开来,自然的人与社会的人、生理的人与有思想和情感的人被割裂开来。SF－36 量表测量个体对自身健康的主观感觉,包括生理健康和心理健康两个方面,符合以病人为中心的临床医疗发展方向。SF－36 量表可用于临床研究,评估不同疾病的负担,按得分将不同疾病归类;程序化的 SF－36 处理系统可用于监测病情进展;结合疾病特异量表用于疗效评价更客观、更准确,符合医学科学研究的要求,也吻合生命伦理学的规范。

3. 医疗保险政策评价

1998 年,我国各类医疗保险覆盖人群的比例仅为 30%,约有 9 亿人没有医疗保障。当时,医药费用大幅上涨,统筹规模的抗风险能力弱;商业保险的积极性尚未调动起来;资金来源主要是靠国家和企业,筹资渠道单一,负担重。

实行社会统筹和个人账户相结合的养老医疗保险制度是我国社会保险制度改革的方向。在养老医疗保险运行过程中,筹资、支付和管理等诸多环节都需要进行精算。开展保险人群的卫生服务调查,确立相应的筹资比例,是建立保险制度和确保制度平稳运行的基础。各地推行社会统筹和个人账户相结合的养老医疗保险,经过实践,存在的主要问题就是统筹账户超支严重,这与传统的费用支付方式,即按服务项目收费有很大的关系。这种付费方式的特点是医院收入同提供服务项目多少有直接的关系,医生医疗行为不受约束,病人的要求(包括不合理的要求)能得到最大满足,容易导致诱导性医疗消费,而且由于管理机构只能在事后审查与监督,难以有效控制医疗费用。预付制代表了国际医疗保险支付方式改革的趋势。SF－36 量表是一理想的调查工具,可以为确立合理筹资比例及支付方式提供依据。

三、资料来源与方法

(一)SF－36 量表的翻译

IQOLA 的研究者将 SF－36 量表设计成一种能适用于各种文化

背景的标准测量工具,但量表的一些项目与我国国情仍存在社会理念文化、传统和习俗上的差异。翻译参考 IQOLA 项目的标准程序,应重视与原量表概念的均等性。

参考 IQOLA 项目的标准程序,结合研究条件,按以下步骤进行:

第一阶段 由 2 名本专业研究生各完成 1 份中译本,译员对问卷翻译有经验,但不熟悉 SF - 36 健康量表。翻译重视概念的均等性而不仅是字面上的一致,能供 14 岁以上人群阅读。将两译本用于一方便样本(大学二年级 60 名学生),记录完成问卷时间,收集学生对各译本的意见;两译本经比较讨论产生初稿。

第二阶段 初稿经本校 2 名英语教师评价翻译质量,使用 3 个标准:① 翻译的清晰度——是否使用了简单明了的表达。② 常用语的使用——避免使用技术词汇或人造词汇。③ 概念均等性——是否代表了原量表的内容。再经公共卫生、临床医疗、心理学专业的 8 位对量表调查设计有经验的专业人员讨论,产生修改稿。

第三阶段 在一般人群的方便样本(不同年龄、性别、教育程度、职业共 28 人)中做预试,应答者完成问卷,并逐题说明条目理解有无困难,调查员逐题检查应答者的理解是否正确;若应答者在回答某题时犹豫,调查员询问犹豫原因;调查员评价量表的格式:说明语是否清楚,条目是否容易引起误解,条目的回答方法是否清楚,是否有使应答者疏忽而漏填的条目;记录问卷完成的时间。再做改动后产生终稿。

(二)样本来源

采用多阶段混合型等概率抽样法,按街道、居民区、户三级抽样。第一阶段为分别从下城区和拱墅区抽 3 个街道,第二阶段为再从每个抽中的街道中各抽取 3 个居民区。抽样方法可用等距抽样法,但是对于最后阶段即户数的抽样数目,则要根据每户被抽中的概率都为:

$$p = n/N$$

式中:n 为样本量,N 为下城区和拱墅区的总户数。

对抽中户进行入户调查,采用自评量表式调查,总样本量 $n=1000$ 户。被调查者要求:18 岁以上,有阅读能力。量表包括一般情况(年龄、性别、身高、体重、教育程度、职业、婚姻、家庭类型、行为)和 SF - 36

问卷。因采用多阶段混合型等概率抽样，每户从总体中被抽中的概率是相等的，所得样本为近似的简单随机样本。在样本人群中随机抽取57人于两周后进行重测。

（三）资料质量

我们采用了原量表研究者所采用的方法评价测量工具的特性。当一维度半数以上条目缺失，则维度分数置为缺失；半数或半数以下条目缺失，则用未缺失条目的平均分代替缺失条目分数。计算 Myer's 指数，该指数取值范围为 0～99，一般情况下，该指数＜60，若该指数＞60，表明存在严重的年龄堆积现象。计算每一条目的完成情况、每一维度所有条目全部完成的比例、维度分数能被计算的比例。用列联表卡方比较应答者与无应答者在年龄、性别、教育程度、就业状况、婚姻状况、家庭类型等方面的差别。用 Logistic 回归模型分析上述因素对应答率的综合影响。分年龄、性别计算一般人群各维度的平均值和标准差，计算总样本及各性别人群取得最高可能分数与最低可能分数的人群百分比。

（四）维度假设

1. 维度建立及计分假设的心理学测验

（1）是否为定距变量或近似为定距变量，它要求选择项"不，完全不受限"与"是，稍受限"之间的距离与后者与"是，很受限"之间的距离一致。这样，这 3 个选择项可被编码为 3，2，1。这是进行数学运算的前提。如果该假设被打破，应重编码以适应实际情况。这一假设在含2 个以上条目且条目含多个水平的维度中得到检验——GH、PF、MH、VT。我们对每一条目每一水平，用所属维度其他条目分数和的平均值来计分，然后分配经验分数：最低反应水平置为 1，最高反应水平置为 K（一共 K 个水平），中间值按平均分的间距来置分。

（2）每一维度各条目的方差及均数是否一致。

（3）给定维度内条目-维度的相关是否一致。

（4）集合效度条目与所属维度的高度相关（估计条目和所属维度其余条目总和的相关 $r \geqslant 0.40$）。

(5) 区分效度条目与所属维度的相关显著高于与另一维度的相关（2个标准差或以上，采用相关系数的假设检验）。

维度假设得到验证后，可用李克氏累加法，按最后题值计算原始分数，再用标准公式计算转换分数，见表2-1。

$$转换分数 = \left[\frac{原始分数 - 最低可能分数}{可能分数范围} \right] \times 100$$

表2-1 SF-36健康调查量表维度分计算公式

维度	条目最后题值的累加 （按重编码后值）	最低和最高 可能分数	可能分数 范围
PF	3a+3b+3c+3d+3e+3f+3g+3h +3i+3j	10,30	20
RP	4a+4b+4c+4d	4,8	4
BP	7+8	2,11	9
GH	1+11a+11b+11c+11d	5,25	20
VT	9a+9e+9g+9i	4,24	20
SF	6+10	2,10	8
RE	5a+5b+5c	3,6	3
MH	9b+9c+9d+9f+9h	5,30	25

2. 信度检验

信度是指观察变异中属于真实变异而非测量误差的比例。本研究中采用重测信度及 Cronbach's α 信度系数法。后者基于这样一种假设：如果给定维度的条目测量同一概念，它们的回答应是同质的。Cronbach's α≥0.7 的信度系数用于群组比较是令人满意的。维度间的相关应低于内部信度系数 Cronbach's α。

3. 效度检验

效度指量表测量与测量目的有关的分数的能力。这种能力通过分析该测量工具的内部逻辑及用结构效度来评价。

(1) 内部效度：该测量工具的 8 个变量测量独立健康概念的能力已经集合效度和区分效度检验。另外，采用因子分析方法。考虑这样一种假设：量表测量两个不同概念，分别代表生理和心理健康。PF、RP、BP 与生理健康强烈相关，与心理健康弱相关。SF、RE、MH 与心理健康强烈相关，与生理健康弱相关。GH、VT 与两概念呈中度相关。该假设在美国及西欧国家的很多研究中已得到验证。检查维度间相关以验证这一假设。因子分析采用主成分法，旋转用方差最大正交旋转法（Varimax），计算每一维度与两主成分的相关性，计算相对效度。相对效度用主成分解释所测维度的方差与解释最佳维度的方差之比来表示。

（2）结构效度：又称为独立标准检验。与独立于 SF - 36 量表的外部测量，如年龄、性别、行为生活方式、婚姻状况做比较，将它看成是自变量，然后分析量表所测特性与该自变量的联系，有显著相关或对自变量的不同取值、特性表现出显著差异的量表才是有效的。

统计方法采用多元统计、因子分析等，使用 SPSS 软件进行分析。

四、主要结果

（一）翻译

中文版的翻译在抓住原量表内容的基础上对个别在中国文化中意义含糊的条目做了修正。

比如，在 PF 维度中，推真空吸尘器、打保龄球、打高尔夫球作为中等度活动在欧美很常见，但在中国却不是一项普及的活动。中国人很熟悉拖地板、打太极拳，但是否与上述三项在各自文化中同属中等度活动无法确知，故都放在量表中以增加明晰度。1 英里＝1609 米，在中国，一般不用英里表示距离，如果精确翻译，表达了并不是原量表所希望表达的精确度，故用 1500 米来代表 1 英里。街区在中国找不到对等的词，用"路口"来代替，但"路口"间的距离在中国可以相差很大，以后的研究可考虑用"几百米"来代替"几个街区"，"一百米"来代替"一个街区"。

在 VT、MH 维度的翻译中，"full of pep"、"down in the dumps"、"downhearted and blue"在中文中找不到对应的习语，最后将它们翻译成"干劲十足"、"情绪低落，沮丧"、"闷闷不乐，心情忧郁"，较为接近原量表的意思,但仍值得推敲。另外,VT01"full of pep"与VT02"have a lot of energy"在中文中意思很近,分别译为VT01"干劲十足"(强调精力好而且愿意努力工作),VT02"精力充沛"(强调躯体方面)。

(二)资料完成情况

在收回的1985份问卷中,18岁以上的有效问卷为1972份,其中应答者1688份(85.6%),平均完成时间为10分钟,Myer's指数为7.94。无应答者中,文盲、半文盲占65.5%。应答者中,1316人(78.0%)回答了所有条目,372人(22.0%)有一个或以上的缺失答案。平均每个条目的缺失率为3.8%(0.3%~6.6%)。缺失率呈现这样的趋势:题义接近的连续几个问题的缺失率高,如PF04"爬数层楼梯"缺失率为3.2%,PF05"爬一层楼梯"为5.1%;成组问题高于独立问题,如MH01~MH05平均缺失率为5.5%,而GH01为0.3%,HT为0.7%,SF01为2.0%。只有1.7%~4.6%的应答者因没有回答某一维度一半以上的条目,因而不能计算该维度的分数。

各维度回答所有条目的比例范围为88.9%~97.9%,维度分数能被计算的比例范围为95.4%~98.3%,见表2-2。

表2-2 各维度条目全部回答的比例及维度分数能被计算的比例(n=1688)

SF-36维度	条目数	全部回答的比例	能计算维度分数的比例
PF	10	90.5%	97.0%
RP	4	95.8%	96.6%
BP	2	97.9%	98.3%
GH	5	95.6%	96.6%
VT	4	91.2%	96.0%
SF	2	96.6%	98.3%
RE	3	95.7%	95.7%
MH	5	88.9%	95.4%

（三）无反应偏倚

无应答者以年老者、女性为多，受教育程度低。多元 Logistic 回归结果表明：受教育程度越高，家庭关系越紧密，应答率越高（$P<0.05$），见表2-3。

表 2-3　应答者和无应答者社会人口学特征比较

社会人口学特征	应答者（$n=1688$）	无应答者（$n=284$）
年龄	1682	267
18～24 岁	115	3
25～34 岁	239	14
35～44 岁	522	24
45～54 岁	344	19
55～64 岁	223	62
≥65 岁	239	145
χ^2	292.4	$P<0.001$
平均年龄	46.0	63.2
性别	1687	277
男性	859	98
女性	828	179
χ^2	23.0	$P<0.001$
婚姻状况	1659	256
未婚	175	16
在婚	1400	168
分居/离婚	25	4
丧偶	59	68
χ^2	190.6	$P<0.001$

续　表

社会人口学特征	应答者($n=1688$)	无应答者($n=284$)
教育程度	1680	264
文盲、半文盲	23	180
小学	243	41
初中	671	22
高中	444	16
大学及以上	299	5
χ^2	1116.3	$P<0.001$
就业状况	1656	262
就业	999	56
待业	35	1
退休	435	175
其他	187	30
χ^2	182.8	$P<0.001$
家庭类型	1598	258
核心家庭	878	49
主干家庭	348	92
联合家庭	93	13
单身家庭	25	4
残缺家庭	34	16
空巢家庭	194	75
其他	26	9
χ^2	137.5	$P<0.001$

（四）心理测验学检验结果

1. 等距假设检验

GH01 各选择项的值，我们用 GH 维度中其余 4 条目分数和的平均值来计算。4 条目题值和的平均值依次降低:"棒极了"(82.6),"很好"(76.6),"好"(69.9),"过得去"(56.8),"糟糕"(29.6)。在此基础上,GH01 各选择项的经验分数为 1.0(糟糕),3.0(过得去),4.0(好),4.5(很好),5.0(棒极了)。等距假设在 GH02～GH05 也得到支持,指示健康状态佳的 2 个选择项之间的距离最大,各选择项的经验分数依次为 1.0,1.5,2.5,3.5,5.0。

在 PF 维度中,各选择项的平均经验分数为 1.0,2.0,3.0,支持等距假设。但在 VT 维度中,假设则被打破了,指示健康状态差的 2 个选择项的位置互换了,按描述健康状态从差到好,平均经验分数为 1.4,1.0,1.8,3.6,4.7,6.0。MH 维度也出现同样的情况,平均经验分数的模式为 2.7,1.0,1.2,2.8,4.2,6.0。

2. 各条目的分布

按假设条目群顺序排列的条目分均数见表 2－4。

表 2－4　按假设条目群顺序排列的条目分均数

SF－36 条目(题号) 按假设顺序分层		条目分均数			
		杭州人群 ($n=1316$)	香港人群[a] ($n=236$)	美籍华人[b] ($n=156$)	美国常模[c] ($n=2227$)
PF	1(3a)剧烈活动	1.97 ± 0.77	2.04 ± 0.81	1.87 ± 0.74	2.17
	4(3d)爬数层楼梯	2.66 ± 0.57	2.69 ± 0.63	2.50 ± 0.65	2.54
	6(3f)弯腰、屈膝	2.76 ± 0.52	2.70 ± 0.64	2.59 ± 0.68	2.59
	7(3g)步行 1500 米以上	2.66 ± 0.60	2.58 ± 0.75	2.57 ± 0.71	2.55
	2(3b)中等度活动	2.61 ± 0.61	2.76 ± 0.56	2.44 ± 0.71	2.65
	3(3c)举或搬运杂物	2.50 ± 0.66	2.95 ± 0.23	2.67 ± 0.62	2.72
	8(3h)步行几个路口	2.77 ± 0.51	2.88 ± 0.39	2.67 ± 0.60	2.69
	5(3e)爬一层楼梯	2.89 ± 0.37	2.98 ± 0.14	2.83 ± 0.49	2.78
	9(3i)步行一个路口	2.88 ± 0.38	3.00 ± 0.14	2.86 ± 0.47	2.82
	10(3j)洗澡或穿衣	2.92 ± 0.35	2.99 ± 0.13	2.89 ± 0.43	2.88

SF-36条目(题号) 按假设顺序分层		条目分均数			
		杭州人群 ($n=1316$)	香港人群[a] ($n=236$)	美籍华人[b] ($n=156$)	美国常模[c] ($n=2227$)
RP	2(4b)工作/活动量减少	1.82±0.38	1.58±0.49	1.63±0.48	1.73
	1(4a)时间减少	1.83±0.38	1.65±0.48	1.73±0.44	1.83
	3(4c)种类受限	1.82±0.38	1.63±0.48	1.76±0.43	1.78
	4(4d)工作/活动有困难	1.82±0.39	1.58±0.49	1.64±0.48	1.77
BP	1(7)强度	4.95±1.18	4.37±1.55	4.19±1.30	4.78
	2(8)影响工作的程度	4.42±0.79	4.67±1.34	4.10±1.07	4.58
GH	1(1)总体健康	3.56±0.84	2.60±0.99	3.13±0.86	3.77
	3(11b)和别人一样健康	3.29±1.20	3.38±1.06	3.45±1.24	3.80
	5(11d)身体很棒	2.90±1.18	2.81±1.09.	3.39±1.22	3.72
	4(11c)预计身体将变糟	3.15±1.30	3.35±1.11	3.36±1.23	3.66
	2(11a)看起来容易生病	3.49±1.28	3.53±1.08	3.73±1.22	4.19
VT	1(9a)干劲十足	3.13±1.60	3.11±1.47	3.65±1.47	3.82
	2(9e)精力充沛	3.05±1.62	3.34±1.38	3.65±1.41	3.82
	3(9g)累极	4.25±1.33	4.45±1.39	4.50±1.20	4.34
	4(9i)疲劳	4.05±1.30	4.16±1.34	4.12±1.31	4.02
SF	2(10)受干扰的频度	4.06±1.06	4.33±0.99	3.66±1.26	4.25
	1(6)受干扰的程度	4.66±0.62	4.46±0.92	4.42±0.88	4.35
RE	2(5b)减少工作/活动量	1.86±0.35	1.51±0.50	1.59±0.49	1.75
	1(5a)时间减少	1.86±0.34	1.56±0.50	1.59±0.49	1.84
	3(5c)不能专心	1.81±0.39	1.42±0.49	1.66±0.47	1.82

续　表

SF－36条目（题号） 按假设顺序分层		条目分均数			
		杭州人群 （$n=1316$）	香港人群[a] （$n=236$）	美籍华人[b] （$n=156$）	美国常模[c] （$n=2227$）
MH	3(9d)平静、安适	3.41±1.64	3.95±1.38	4.06±1.43	4.06
	5(9h)快乐	3.41±1.64	3.99±1.41	3.94±1.57	4.43
	1(9b)非常紧张	4.25±1.66	4.44±1.38	4.26±1.35	4.85
	2(9c)情绪低落、沮丧	4.48±1.54	4.85±1.17	4.59±1.39	5.33
	4(9f)闷闷不乐、忧郁	4.47±1.44	4.64±1.19	4.43±1.34	4.98
HT	(2)与一年前比较	3.10±0.85	2.76±0.84	2.95±0.89	3.14

注：a. Lam CL, et al.［1998］；b. Ren XS, et al.［1998］；c. Ware JE, et al.［1995］

　　如表2－4所示，条目的集合、条目平均分的顺序除了PF02、PF03、GH01以外，与美国常模和其他华人样本一致。PF02"中等度活动"、PF03"举或搬运杂物"条目分低于此前的集群，如"爬数层楼梯"，"弯腰、屈膝"，"步行1500米以上"。这可能是因为"中等度活动"所列举的活动，如打保龄球、打高尔夫球在中国不常见而被认为是很难做的，而打太极拳也只在部分男性老年人中进行。这与Ren XS的报道一致。PF03条目分也低。"举或搬运杂物"对中国大陆居民来说比较抽象。

　　除了PF、BP、SF维度，其余维度的条目有相似的标准差。PF05、PF09、PF10的标准差相对小，因为85％以上的应答者在该条目上得最高分（3分）。BP02、SF01的标准差相对较小。这些差别可能是随机的，也可能是量表的翻译和/或理解问题。"躯体疼痛"的译法在中国不常见，可以考虑用"身体任何部位的疼痛"来替代，表达了疼痛属于生理方面，与情感痛苦相对应。在很大程度上，中国人不愿意因疼痛干扰工作。SF01的标准差相对较小。但原量表中的"社会活动"想要传达这样一种概念：一个人不管在何种文化背景下与亲密朋友的接触。但SF01对这种意义的传递没有像SF02那么明显。中国人对社会活动的理解不是指一个家庭或朋友圈中的日常活动，而更多地倾向于较高社会阶层的社交活动。在改进翻译时，SF01应将其日常性表现出来。

3. 条目-维度相关

如表 2 - 5 所示,条目-维度相关应超过 0.40,但有例外(条目 VT03、SF01、SF02)。VT01、VT02 的条目-维度相关低于或等于它们分别与 GH 的相关;VT03 与所属维度的相关为 0.39,略低于标准,且低于与 MH 的相关。SF01 与 RP、BP、VT、RE、MH 维度的相关高于 SF01 与所属维度的相关;SF02 与 RP、VT、RE、MH 维度的相关高于或等于 SF02 与所属维度的相关,但都低于 0.40。MH05 与 VT 维度的相关等于与所属维度 MH 的相关。

表 2 - 5 SF - 36 量表条目和假设维度的相关($n=1316$)

条目	M	SD	PF	RP	BP	GH	VT	SF	RE	MH	HT
PF											
PF01	1.97	0.77	0.42*	0.21	0.23	0.41	0.29	0.15	0.12	0.08	−0.18
PF02	2.61	0.61	0.62*	0.31	0.22	0.34	0.25	0.24	0.20	0.16	−0.10
PF03	2.50	0.66	0.65*	0.27	0.24	0.36	0.28	0.21	0.18	0.09	−0.16
PF04	2.66	0.57	0.71*	0.32	0.30	0.35	0.28	0.24	0.22	0.15	−0.13
PF05	2.89	0.37	0.64*	0.20	0.19	0.19	0.12	0.21	0.19	0.11	−0.03
PF06	2.76	0.52	0.62*	0.25	0.22	0.27	0.17	0.22	0.18	0.09	−0.11
PF07	2.66	0.60	0.68*	0.30	0.29	0.30	0.24	0.27	0.15		−0.12
PF08	2.77	0.51	0.72*	0.31	0.27	0.27	0.22	0.24	0.24	0.12	−0.08
PF09	2.88	0.38	0.65*	0.26	0.20	0.20	0.12	0.24	0.18	0.10	−0.01
PF10	2.92	0.35	0.52*	0.27	0.14	0.14	0.06	0.18	0.19	0.06	−0.01
RP											
RP01	1.83	0.38	0.32	0.78*	0.32	0.30	0.22	0.32	0.45	0.16	−0.10
RP02	1.82	0.38	0.31	0.76*	0.32	0.32	0.25	0.33	0.45	0.16	−0.13
RP03	1.82	0.38	0.33	0.74*	0.30	0.28	0.23	0.29	0.39	0.13	−0.09
RP04	1.82	0.39	0.35	0.70*	0.34	0.32	0.24	0.32	0.43	0.16	−0.14

续　表

条目	M	SD	PF	RP	BP	GH	VT	SF	RE	MH	HT
BP											
BP01	4.95	1.18	0.29	0.31	0.72*	0.43	0.37	0.31	0.24	0.25	−0.27
BP02	4.42	0.79	0.35	0.39	0.72*	0.41	0.36	0.37	0.32	0.28	−0.27
GH											
GH01	3.56	0.84	0.36	0.27	0.40	0.54*	0.43	0.21	0.20	0.23	−0.32
GH02	3.49	1.28	0.30	0.27	0.29	0.49*	0.41	0.27	0.22	0.35	−0.16
GH03	3.29	1.20	0.27	0.22	0.26	0.45*	0.31	0.23	0.16	0.25	−0.16
GH04	3.15	1.30	0.24	0.22	0.31	0.43*	0.37	0.24	0.21	0.26	−0.24
GH05	2.90	1.18	0.34	0.26	0.34	0.57*	0.49	0.20	0.14	0.25	−0.26
VT											
VT01	3.13	1.60	0.27	0.18	0.29	0.47+	0.43*	0.21	0.16	0.23	−0.20
VT02	3.05	1.62	0.24	0.18	0.28	0.49+	0.49*	0.20	0.11	0.36	−0.21
VT03	4.25	1.33	0.16	0.20	0.25	0.28	0.39*	0.29	0.24	0.45+	−0.13
VT04	4.05	1.30	0.20	0.23	0.30	0.35	0.47*	0.31	0.24	0.45	−0.15
SF											
SF01	4.66	0.62	0.27	0.31+	0.35+	0.27	0.29+	0.28*	0.37+	0.32+	−0.16
SF02	4.06	1.06	0.24	0.29+	0.25	0.27	0.28+	0.28*	0.29+	0.33+	−0.09
RE											
RE01	1.86	0.34	0.28	0.48	0.26	0.25	0.24	0.36	0.78*	0.25	−0.11
RE02	1.86	0.35	0.26	0.47	0.27	0.24	0.24	0.35	0.78*	0.26	−0.10
RE03	1.81	0.39	0.20	0.40	0.25	0.22	0.22	0.34	0.72*	0.28	−0.11

条目	M	SD	PF	RP	BP	GH	VT	SF	RE	MH	HT
MH											
MH01	4.25	1.66	0.09	0.10	0.17	0.18	0.21	0.22	0.17	0.43*	−0.04
MH02	4.48	1.54	0.16	0.18	0.23	0.30	0.35	0.32	0.30	0.59*	−0.10
MH03	3.41	1.64	0.11	0.11	0.19	0.30	0.44	0.30	0.17	0.56*	−0.15
MH04	4.47	1.44	0.10	0.17	0.24	0.28	0.39	0.37	0.37	0.57*	−0.12
MH05	3.41	1.64	0.10	0.08	0.19	0.33	0.46+	0.23	0.12	0.46*	−0.18
HT	3.10	0.85	−0.15	−0.13	−0.29	−0.32	−0.25	−0.14	−0.12	−0.17	1.00

注：＊为条目与所属维度的相关，＋表示相关系数≥条目-维度相关

4. 集合效度和区分效度

一般来说，条目与所属维度相关(经修正：条目与维度内其他条目分数和的相关性)较高，而与其他维度相关较低。相关不小于0.40，计一个集合效度试验成功。在35个集合效度定标试验中，32个试验成功，成功率为91.4%。VT3与VT的相关为0.39，VT维度的集合效度为75%；SF维度的条目-维度相关为0.28，集合效度为0；其余6个维度的集合效度均为100%。条目与所属维度相关显著高于与其他维度的相关(两个标准差或以上)，计一个区分效度定标试验成功。SF的条目-维度相关显著高于条目与HT的相关，差别有显著性。该维度的区分效度为12.5%。在280个区分效度定标试验中，259个试验成功，成功率为92.5%，见表2-6。

表2-6　汉化SF-36健康调查量表的定标特征($n=1316$)

维度	条目数[a]	相关系数范围		内部一致性试验[d]		区分效度[e]	
		条目内部一致性[b]	条目区分效度[c]	成功数	成功率	成功数	成功率
PF	10	0.42~0.72	0.01~0.41	10/10	100.0%	79/80	98.8%
RP	4	0.70~0.78	0.09~0.45	4/4	100.0%	32/32	100.0%
BP	2	0.72	0.24~0.43	2/2	100.0%	16/16	100.0%

续 表

维度	条目数[a]	相关系数范围		内部一致性试验[d]		区分效度[e]	
		条目内部一致性[b]	条目区分效度[c]	成功数	成功率	成功数	成功率
GH	5	0.43~0.57	0.14~0.49	5/5	100.0%	39/40	97.5%
VT	4	0.39~0.49	0.11~0.49	3/4	75.0%	28/32	87.5%
SF	2	0.28	0.09~0.37	0/2	0.0%	2/16	12.5%
RE	3	0.72~0.78	0.24~0.48	3/3	100.0%	24/24	100.0%
MH	5	0.43~0.59	0.04~0.46	5/5	100.0%	39/40	97.5%

注：a. 条目数和每一维度条目内部一致性试验数目；

b. 条目和假设维度的相关（经修正）；

c. 条目与其他维度的相关；

d. 条目和假设维度的相关（经修正）≥0.40；

e. 试验总数中相关系数显著高的数目

综上，除了少数例外情况，样本资料基本满足定标假设，维度分按照标准 SF-36 运算规则计分并转换成 0~100 分。

5. 内部一致性信度和维度间相关

内部一致性信度用 Cronbach's α 统计量来描述。每个维度测量一个独特的结构，内部一致性信度高，而与其他维度的相关较低。如表 2-7 所示，SF 维度的内部一致性信度最低（Cronbach's α=0.39），与 RE、MH 维度的相关分别为 0.39、0.40。其余 7 个维度内部一致性信度系数变化范围为 0.66~0.88，基本满足群组比较的要求。8 个维度之间观察到显著的正相关。MH 与 VT 的相关较高（0.52）。

表 2-7 汉化 SF-36 健康调查量表内部一致性信度和维度间相关（n=1316）

维度	Cronbach's α	PF	RP	BP	GH	VT	SF	RE
PF	0.87							
RP	0.88	0.38						
BP	0.80	0.34	0.37					

维度	Cronbach's α	PF	RP	BP	GH	VT	SF	RE
GH	0.72	0.43	0.36	0.45				
VT	0.66	0.31	0.28	0.40	0.57			
SF	0.39	0.31	0.37	0.36	0.33	0.35		
RE	0.87	0.27	0.50	0.29	0.27	0.26	0.39[a]	
MH	0.75	0.16	0.18	0.28	0.39	0.52	0.40[a]	0.30

注：a. 维度间相关≥内部一致性信度系数(Cronbach's α)

6. 重测信度

各维度内部一致性信度与重测信度见表 2-8。

表 2-8 各维度内部一致性信度与重测信度(2 周)

维度	内部一致性 (Cronbach's α)($n=1316$)	重测相关 (Pearson)($n=57$)
PF	0.87	0.94
RP	0.88	0.82
BP	0.80	0.66
GH	0.72	0.76
VT	0.66	0.80
SF	0.39	0.70
RE	0.87	0.92
MH	0.75	0.80

7. 因子分析

因子分析产生了两个主成分,解释了 56.3% 的总方差,见表 2-9。主成分之一生理健康在 PF 维度上的负荷为 0.59,呈中度相关,低于在 RP 维度上的负荷,在 RE 上的因子负荷也较高。按照理论假设,生理健康在 PF 维度上的负荷应高于在 RE 上的负荷。主成分之二心理健康在 MH 维度上的负荷低于在 VT 维度上的负荷。两个主成分在 BP

维度上的负荷接近,呈中度相关。心理健康在 SF 维度上的负荷偏低,呈中度相关,与假设不一致。

表 2 - 9　SF - 36 模型的因子负荷以及实际样本的因子负荷($n=1688$)

维度	假设联系[a]		因子分析旋转主成分法			相对效度[b]	
	生理	心理	与生理相关	与心理相关	解释方差	生理	心理
PF	＋	－	0.59	0.25	0.42	0.49	0.09
RP	＋	－	0.84	0.07	0.70	1.00	0.01
BP	＋	－	0.48	0.45	0.43	0.33	0.29
GH	＊		0.35	0.68	0.59	0.17	0.67
VT	＊	＊	0.16	0.83	0.72	0.04	1.00
SF	＊	＋	0.52	0.42	0.45	0.38	0.26
RE	－	＋	0.74	0.11	0.56	0.78	0.02
MH		＋	0.06	0.79	0.63	0.00	0.90

注:a. ＋表示强联系($r \geqslant 0.70$),＊表示中等度联系($0.30 < r < 0.70$),－表示弱联系($r \leqslant 0.30$);

b. 主成分解释给定维度与最佳维度的方差比

8. 独立标准

表 2 - 10 示,年龄越大,各维度分数越低。除了 RE 维度,男性各维度分数普遍大于女性,方差分析在 PF、BP、GH、VT 维度上有显著意义,见表 2 - 11。身体质量指数(BMI,kg/m^2)分为消瘦(BMI<20)、正常($20 \leqslant BMI \leqslant 24$)、肥胖(BMI>24)三等。图 2 - 3 示不同体型人群的得分情况。肥胖人群生理健康的诸维度 PF、RP、BP,以及描述心理健康的 SF、RE 维度最低,GH、VT 介于消瘦与正常人群之间,MH 略高于正常人群。本样本中,高度肥胖(BMI>30)为 12 人,只占肥胖者的 3.2%。在中国文化中有"心宽体胖"一说,肥胖主要影响生理健康。量表能很好地将三类人群区分开来。图 2 - 4 示在婚人群与分居/离婚/丧偶人群的得分情况。分居/离婚/丧偶人群在所有维度(除了 MH 与在婚人群接近)均低于在婚人群,以 PF、RP 维度的降低最为显著,这可能与人群的年龄分布有关,独居人群平均年龄为 62.2 岁,而在婚人群为 47.5 岁。

表 2 - 10　汉化 SF - 36 量表各维度年龄别方差分析（一般人群样本）

维度	18～44 岁	45～64 岁	≥65 岁	P	MES[a]
PF	86.0±18.0	82.0±17.4	68.5±24.5	<0.05	0.88
RP	85.3±29.0	80.4±34.3	68.3±42.8	<0.05	0.52
BP	85.0±17.8	78.4±21.8	75.3±23.6	<0.05	0.47
GH	60.0±19.8	54.0±19.4	50.3±20.9	<0.05	0.48
VT	53.3±20.3	51.2±21.1	48.4±22.1	<0.05	0.28
SF	84.2±16.9	82.8±17.6	79.3±20.9	<0.05	0.28
RE	85.3±30.5	85.1±32.2	79.5±38.8	<0.05	0.18
MH	57.9±21.4	61.3±23.5	62.4±25.1	<0.05	0.20

注：a. MES（最大效应量）：平均维度分数最低与最高组比较

表 2 - 11　汉化 SF - 36 量表各维度性别方差分析（一般人群样本）

维度	男性	女性	P	ES[a]
PF	84.4±18.6	79.9±20.7	<0.05	0.23
VT	53.8±20.9	50.1±20.7	<0.05	0.21
RP	82.4±32.6	79.9±34.5	0.14	0.08
BP	83.0±19.0	79.9±21.8	<0.05	0.15
GH	58.0±19.9	55.2±20.4	<0.05	0.14
SF	83.1±17.5	82.9±18.1	0.82	0.01
RE	84.3±32.3	84.5±32.5	0.88	0.01
MH	60.3±23.0	59.1±22.4	0.30	0.05

注：a. ES（效应量，Effect Size）

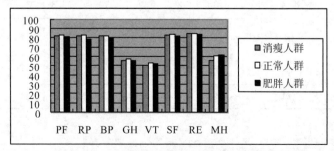

图 2 - 3　不同体型人群的 SF - 36 量表略图

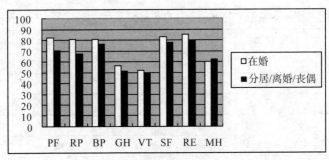

图 2-4　不同婚姻状况人群 SF-36 量表略图

9. 常模

如表 2-12 所示,本样本资料总体除了 SF 维度,男性除了 BP、GH、SF、MH 维度,女性除了 SF 维度以外,分数覆盖全程(0～100分)。GH、VT、MH 维度顶百分比和底百分比均较小,PF、RP、BP、SF、RE 顶百分比大于底百分比。除了 RE 维度男女性分数接近,其余维度分数男性高于女性。各年龄别、性别 SF-36 维度分数见表2-13。

表 2-12　杭州市一般人群常模

		PF	RP	BP	GH	VT	SF	RE	MH
总样本 (n= 1688)	均数	82.2	81.2	81.5	56.7	52.0	83.0	84.4	59.7
	下四分位数	75.0	75.0	66.7	45.0	37.0	75.0	100.0	42.3
	中位数	90.0	100.0	88.9	55.0	52.0	87.5	100.0	60.0
	上四分位数	95.0	100.0	100.0	70.0	68.5	100.0	100.0	78.4
	标准差	19.8	33.6	20.5	20.2	20.9	17.8	32.4	22.7
	范围	0～100	0～100	0～100	0～100	0～100	12.5～100	0～100	0～100
	顶百分比[a]	22.2%	70.7%	41.3%	1.0%	1.9%	39.6%	77.8%	4.8%
	底百分比[b]	0.6%	10.4%	0.2%	0.3%	0.3%	0.0%	10.2%	0.1%

续　表

		PF	RP	BP	GH	VT	SF	RE	MH
男性 (*n*＝ 859)	均数	84.4	82.4	83.0	58.0	53.8	83.1	84.3	60.3
	下四分位数	75.0	75.0	66.7	45.0	39.5	75.0	100.0	42.4
	中位数	90.0	100.0	88.9	57.5	54.0	87.5	100.0	60.0
	上四分位数	100.0	100.0	100.0	72.5	68.5	100.0	100.0	78.4
	标准差	18.6	32.6	19.0	19.9	20.9	17.5	32.3	23.0
	范围	0～100	0～ 100	11.1～ 100	2.5～ 100	0～100	25.0～ 100	0～ 100	0.8～ 100
	顶百分比	25.6%	72.2%	43.3%	1.2%	2.3%	39.6%	72.2%	5.6%
	底百分比	0.5%	9.5%	0.0%	0.0%	0.1%	0.0%	9.5%	0.0%
		PF	RP	BP	GH	VT	SF	RE	MH
女性 (*n*＝ 828)	均数	79.9	79.9	80.0	55.2	50.1	82.9	84.5	59.1
	下四分位数	70.0	75.0	66.7	40.6	34.0	75.0	100.0	41.6
	中位数	85.0	100.0	88.9	55.0	50.0	87.5	100.0	60.0
	上四分位数	95.0	100.0	100.0	70.0	66.5	100.0	100.0	74.4
	标准差	20.7	34.5	21.8	20.4	20.7	18.1	32.5	22.4
	范围	0～100	0～100	0～100	0～100	0～100	12.5～ 100	0～100	0～100
	顶百分比	18.5%	69.0%	39.1%	0.8%	1.5%	39.6%	78.3%	4.1%
	底百分比	0.8%	11.3%	0.5%	0.6%	0.5%	0.0%	10.4%	0.1%

注：a. 取得最高可能分数的人群百分比(Ceiling Effect)；
　　b. 取得最低可能分数的人群百分比(Floor Effect)

表 2 - 13　年龄别、性别 SF - 36 维度平均分

年龄	PF	RP	BP	GH	VT	SF	RE	MH
18～24 岁								
男性	94.3 ±11.1	91.0 ±19.7	86.6 ±13.5	64.1 ±20.2	58.0 ±22.3	83.2 ±15.7	80.9 ±27.9	52.4 ±22.4
女性	90.2 ±11.6	90.0 ±21.2	84.6 ±18.1	62.4 ±17.3	54.0 ±18.8	85.8 ±15.3	85.9 ±28.5	54.3 ±20.5
25～34 岁								
男性	90.8 ±12.7	91.6 ±21.6	88.0 ±16.1	63.5 ±18.2	55.6 ±20.3	85.2 ±16.3	89.4 ±24.9	57.8 ±22.4
女性	87.6 ±14.4	86.4 ±28.0	87.8 ±14.7	61.7 ±18.0	54.5 ±16.8	86.7 ±15.5	86.0 ±30.0	58.8 ±19.7
35～44 岁								
男性	85.9 ±19.4	84.4 ±29.8	85.4 ±17.6	60.1 ±20.7	55.2 ±20.7	83.4 ±17.9	85.2 ±31.7	60.3 ±22.4
女性	80.8 ±20.7	80.6 ±33.6	81.7 ±20.5	56.1 ±20.3	48.9 ±20.8	83.2 ±17.3	84.2 ±32.5	56.9 ±20.8
45～54 岁								
男性	86.5 ±14.9	83.2 ±31.8	81.5 ±19.2	55.4 ±17.5	51.7 ±19.9	83.4 ±16.6	85.6 ±31.2	58.6 ±23.0
女性	81.1 ±17.6	78.0 ±36.9	75.6 ±22.2	53.0 ±21.2	50.3 ±23.4	82.3 ±17.8	84.6 ±32.4	59.1 ±24.2
55～64 岁								
男性	81.6 ±17.3	82.3 ±32.2	81.8 ±20.0	56.2 ±20.1	55.0 ±21.5	81.8 ±17.6	87.1 ±29.8	65.8 ±22.5
女性	76.8 ±18.9	77.6 ±36.0	74.7 ±25.5	50.9 ±18.4	48.0 ±18.8	83.2 ±19.0	82.8 ±35.8	65.0 ±23.2
≥65 岁								
男性	73.0 ±21.9	68.2 ±43.2	76.6 ±21.9	52.4 ±20.0	49.7 ±21.7	81.5 ±19.4	76.2 ±40.8	62.8 ±24.6
女性	60.6 ±26.9	68.7 ±42.4	72.8 ±26.3	46.6 ±22.1	46.0 ±22.7	75.3 ±23.1	85.1 ±34.6	61.8 ±26.0

杭州样本 GH、VT、MH 低于美国一般人群样本，BP 高于美国，其余与美国样本接近，见表 2-14 及图 2-5。

表 2-14　杭州一般人群、美籍华人[a] 和美国一般人群[b] SF-36 量表维度分数比较

维度	转换分数	底百分比	顶百分比
PF			
杭州常模($n=1688$)	82.2±19.8	0.6%	22.2%
美籍华人($n=156$)	79.4±23.4	3.5%	16.8%
美国常模($n=2474$)	84.2±23.3	0.8%	38.8%
RP			
杭州常模($n=1688$)	81.2±33.6	10.4%	70.7%
美籍华人($n=156$)	67.5±37.3	14.0%	49.0%
美国常模($n=2474$)	81.0±34.0	10.3%	70.9%
BP			
杭州常模($n=1688$)	81.5±20.5	0.2%	41.3%
美籍华人($n=156$)	62.3±21.9	1.4%	0.0%
美国常模($n=2474$)	75.2±23.7	0.6%	31.9%
GH			
杭州常模($n=1688$)	56.7±20.2	0.3%	1.0%
美籍华人($n=156$)	58.8±22.7	1.4%	1.4%
美国常模($n=2474$)	72.0±20.3	0.0%	7.4%
VT			
杭州常模($n=1688$)	52.0±20.9	0.3%	1.9%
美籍华人($n=156$)	59.0±20.3	0.0%	2.1%
美国常模($n=2474$)	60.9±21.0	0.5%	1.5%

续　表

维度	转换分数	底百分比	顶百分比
SF			
杭州常模($n=1688$)	83.0±17.8	0.0%	39.6%
美籍华人($n=156$)	75.1±22.7	1.4%	27.3%
美国常模($n=2474$)	83.3±22.7	0.6%	52.3%
RE			
杭州常模($n=1688$)	84.4±32.4	10.2%	77.8%
美籍华人($n=156$)	61.2±43.7	26.6%	52.4%
美国常模($n=2474$)	81.3±33.0	9.6%	71.0%
MH			
杭州常模($n=1688$)	59.7±22.7	0.1%	4.8%
美籍华人($n=156$)	63.9±20.4	0.0%	4.9%
美国常模($n=2474$)	74.7±18.0	0.0%	3.9%

注：a. Ren XS, et al.[1998]；b. Ware JE, et al.[1995]

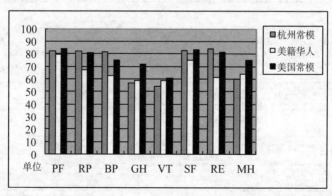

图 2-5　杭州一般人群、美籍华人、美国一般人群 SF-36 量表略图

五、讨论和小结

1948 年,世界卫生组织将健康定义为"生理、心理、社会的完好状态而不仅仅是没有疾病或病痛"。此后的几十年里,疾病谱从以传染性疾病为主转变为慢性、非传染性疾病占主导地位。人类期望寿命的延长意味着一般人群的健康水平不能仅靠人口死亡统计来衡量,而应该从人们对自身的良好适应和执行社会角色的能力去考察健康水平。在监测健康相关生命质量中以人为中心导致了测试工具的激增以及测量理论方面文献的发展。定义和评价不同民族健康相关生命质量要求发展适应不同民族文化的测试工具。在过去的十年中,大量的文献涉及了以英语为母本的健康测试工具跨文化翻译、心理测验学测试。在此过程中,翻译方法是一个基本点。在不同文化间存在着文明程度、禁忌、社会偏好的差别。将西方量表译成中文更存在着不同寻常的挑战,主要归因于东西方对躯体、健康和疾病、表达疾患的社会规范等方面文化理念和实践的差异。中国人不情愿谈对自身健康相关生命质量的感觉,尤其是对外人。人们曾对西方量表是否能被翻译并运用于中国产生怀疑。为数不多的中文版 SF-36 量表的研究取得了令人鼓舞的结果。本样本资料的结果表明,中文版 SF-36 量表保留了优良的心理测验学特性。这提示本研究的翻译过程,尽管因为研究条件限制,没有完全按照 IQOLA 的程序,仍是可行的,另一方面也说明源量表的特性非常完善。

（一）关于维度假设

当维度假设没有满足,应寻找证据说明是属于翻译的问题还是健康的定义或结构不同。本样本资料观察到最低反应水平之间距离接近（GH）或倒置（MH 和 VT）,间距的打乱无论在肯定用语的条目或是否定用语的条目都可观察到。法文版 SF-36 量表的早期研究也得到相似的结果。选择项之间距离的均等被认为是不同统计分析方法适宜性的决定因素。许多人认为,选择项之间如果间距不等,使用参数统计方法是不合适的,因为资料是非正态的。也有人认为,当分配给选择项的数字间距相等,等间距的要求就得到保证。另有研究表明,不等间距的分析结果与等间距的分析结果是一致的。

但条目集群的分布接近原量表及其他几个没有做选择项间距检查的中文译本。按照李克氏定标标准,条目均数应大致相等。但测量目的不同,条目均数可不一致。如果维度延伸测试范围覆盖广泛的健康状态,则条目均数的不等将是合适的。SF－36量表包括测量健康状态差的条目(如"洗澡穿衣受限","情绪低落、沮丧,怎么也快乐不起来"),也包括测量健康状态好的条目(如"剧烈活动不受限","精力充沛")。一般来说,测量健康状态佳的条目均数较测量健康状态差的条目均数低。如在 PF 维度测量从事简单活动的条目(如"洗澡、穿衣","步行一个路口")预计平均分较高(较少报告受限),而测量从事较困难活动的条目(如"剧烈活动","步行 1500 米以上")预计平均分较低(较多报告受限)。测试良好适应的条目(如"快乐","平静安适")一般来说比测量痛苦的条目(如"闷闷不乐","心情忧郁","紧张")的分数要低。不同国家,人群健康水平不同,会导致条目平均分不同。如果条目的翻译理想,条目均数的顺序和大致差异应是一致的。如果翻译过程改变了条目的意义或测试水平,则条目均数的顺序预计在不同国家将不一样。

在同一维度中,条目-维度相关应一致,这是条目属于某维度的纳入排除标准。没有提供足够信息的条目被排除,提供足够信息的条目对总分的贡献应一致。当所有条目对总分的贡献显著(条目-维度相关≥0.40),即使条目-维度相关在 0.40～0.70 变动,这个标准可被认为是达到了。加权增加了计分的复杂性,而且只有极少数加权改善了维度的表现。本样本资料除了 SF 维度,符合这一假设。SF 维度的条目-维度相关为 0.28,集合效度试验为 0,区分效度试验为 12.5%,与 RE、MH 维度的相关高于内部一致性信度系数(0.39)。

(二)关于信度与维度间相关

在 8 个维度中,6 个维度的 Cronbach's α 信度系数超过 0.70 的标准,VT 维度为 0.66,SF 维度为 0.39,低于标准,与维度条目数、条目的异质性有关。两周重测信度范围为 0.66～0.94。VT 与 MH 的相关较高,这一发现提示:对中国人来说,活力是健康精神状态的核心。在中国传统医学中,精神失常简单地指活力物质或精气的缺失,而"快乐"为一种健康的精神状态,则是拥有活力的征象。

（三）关于效度

样本资料因子分析的结果与理论模型有差别，与日本早期研究结果一致，见表2-15。在日本，有人对这一问题做了一些研究。他们从原样本中抽出三组，每组三人，由调查员主持，做20~30分钟的讨论。被调查者试图回答四个问题：哪个条目应答者理解或回答有困难；哪些用词含义不清；哪个选择项令人困惑；哪个词或词组可用来代替。总的来说，讨论的目的在于发现应答者是如何理解条目及选择项的。结果发现，在PF维度，相当多的应答者将"限制"理解成"受医生限制"。对PF维度重复了整个翻译过程，用"做有困难"来代替"受限"，语言学和表面效度在原样本的方便样本中得到确认。将修改版回译成英语，并经专家评价。从原样本中随机抽样重做调查，因子分析的结果与模型接近。修改版在一较大样本中再次得到验证。已知不同健康状态人群的群组比较结果是令人鼓舞的。年老组各维度得分低于年轻组，女性低于男性。中文版SF-36量表能将肥胖人群与正常人群、独居人群（分居/离婚/丧偶）与在婚人群区分开来。

表2-15 SF-36量表模型的因子负荷以及实际的因子负荷（日本版）[a]

维度	假设联系[b]		1.1版（$n=239$）		1.2版（$n=157$）		1.2版（$n=588$）	
	生理	心理	生理	心理	生理	心理	生理	心理
PF	＋	－	0.68	0.27	0.89	0.07	0.79	＜0.01
RP	＋	－	0.91	0.12	0.71	0.41	0.77	0.20
BP	＋	－	0.60	0.54	0.61	0.34	0.55	0.33
GH	＊	＊	0.23	0.76	0.46	0.56	0.41	0.54
VT	＊	＊	0.24	0.86	0.27	0.83	0.08	0.88
SF	＊	＋	0.59	0.46	0.30	0.76	0.47	0.59
RE	－	＋	0.84	0.19	0.53	0.57	0.36	0.49
MH	－	＋	0.18	0.86	0.15	0.89	0.07	0.90

注：a. Fukuhara S, et al. [1998]

b. ＋表示强联系（$r \geqslant 0.70$），＊表示中等度联系（$0.30 < r < 0.70$），－表示弱联系（$r \leqslant 0.30$）

（四）常模

PF、RP、BP、SF 和 RE 具有较高的顶百分比，这是因为它们测量限制和失能，而一般人群较少出现这种情况。而 GH、VT、MH 是双极的，它们测试广泛的健康状态：从很差到很好。一般人群大都在中间取值。底百分比均较小（RP 与 RE 略大），说明 SF－36 量表能检测健康状态的改变。本样本资料中，GH、VT、MH 维度分数较美国一般人群低，与 Ren XS 所报道的美籍华人的情况一致。这可能提示中国人的心理卫生状况较美国一般人群低，也可能与中国文化对好的精神状态的理解有关。在中国文化中，被广为接受的心理状态是平和、知足。"先天下之忧而忧，后天下之乐而乐"被认为是传统美德。在此方面，有关中国人对健康和心理卫生的理解和期望的更多认知试验和定性研究是很有价值的。

（五）小结

本节研究参考 IQOLA 的标准程序，结合研究条件，完成 SF－36 量表的汉化。有关维度建立和计分假设的心理测验学的结果总的来说是令人满意的。几个维度间距不等并没有影响条目集群的分布及相似的标准差。6 个维度的条目-维度相关一致，7 个维度集合效度成功率为 75%～100%，区分效度成功率为 87.5%～100%。

尽管因子分析的结果与理论模型有差别，但是将汉化 SF－36 量表用于区分已知不同健康状况的人群是成功的。日本 SF－36 量表1.1 版的结果与本样本资料非常相似，做了小改动后与理论模型接近，说明重复翻译、测试、评价工作的重要性。本研究结果为 SF－36 表达的健康概念适用于中国提供了证据，对 SF－36 量表应用于其他非英语国家也会提供相关信息。

进一步的研究应注意以下几个方面：

1. 附加信息放在 SF－36 量表之后，这样应答者的回答不会受任何先行问题的影响。

2. 附加信息若包括自评慢性病状况，可以用于临床分组，评价 SF－36 量表在临床研究中的表现。

3. SF 维度心理学测验结果没有达到相应的标准：条目-维度相关

为 0.28，集合效度试验为 0，区分效度试验为 12.5%，与 RE、MH 维度的相关高于内部一致性信度系数(0.39)。这一发现提示了东西方文化对该条目理解的差异：中国人与西方人对"社会活动"的理解不同，以及深植于中国人思想中的儒家思想。中国人不愿意用"不适"作为理由逃避与他人交往。需重新考虑 SF 维度的意义，重复翻译过程，再进行维度假设检验。这方面需要进一步的研究探索。

4. 本研究结果提供了极有价值的汉化 SF - 36 健康量表的经验，必将推动这方面的研究：沿用 IQOLA 标准程序，进行翻译、心理测验学检验、信度效度研究、常模制定、一般人群及临床研究、多国多中心研究，这将使健康评价朝着更加以人为中心的方向发展。

第三节　EQ - 5D 量表的测量特性

欧洲五维健康量表(EQ - 5D)作为一种多维健康相关生命质量测量法，在全世界范围内广泛应用于临床试验、卫生服务经济学分析和人口健康调查等各个领域。中文版 EQ - 5D 量表已经在中国的很多地区做过效度研究，但是关于其信度的研究很不充分。本节介绍以中国城市地区一般人群为样本对中文版的 EQ - 5D 量表进行的信度和效度评价，主要结果发表于 *Quality of Life Research* 杂志上。

一、研究方法

（一）样本来源和研究设计

调查时间为 2008 年。在浙江省杭州市采用多阶段分层整群随机抽样法，按街道、居民区、户三级抽样进行调查研究。第一阶段分别从下城区(中心城区)、拱墅区(次中心城区)、余杭区(郊区)各抽 3 个街道，第二阶段再从每个抽中的街道中各抽取 2 个居民区，第三阶段从抽中的居民区中各随机抽取 70 户。每个街道调查样本量为 200 人，总样本量 $n=1800$。对抽中户中年龄为 14 岁以上，并且居住 6 个月以上的居民进行入户调查，直到满足每个街道的调查样本量。采用自评量表式调查,量表包括中文版 EQ-5D 量表、SF-36 量表,调查员询问关于慢性病的患病情况。在第一天进行入户调查的调查对象中,随机抽取60人,并在获取其同意后,在 2 周间隔后进行第二次 EQ-5D、SF-36量表的重测自评调查。研究方案通过浙江大学医学伦理委员会的批准,并且得到所有调查对象的书面知情同意。

EQ-5D 量表包括 5 个维度:行动(Mobility)、自我照顾(Self-Care)、日常活动(Usual Activities)、疼痛/不舒服(Pain/Discomfort)、焦虑/沮丧(Anxiety/Depression)。每个维度又包含 3 个水平:没有任何困难、有些困难、有极度困难。此外,还有 1 个视觉模拟尺度(EQ-VAS),刻度范围为0～100 。5 个维度的得分可根据英国一般人群偏好权重转化为健康效用指数。SF-36 量表是 1 个经过验证的生命质量量表,包括 2 个领域、8 个方面、36 个条目。分数越高代表健康状况越好。

(二)数据分析

根据已经确立的指南评估 EQ-5D 量表的信度和效度。假定健康状况在两次测量之间是稳定的,应用五个维度的一致性百分比和 Kappa系数评估信度。Kappa≤0.2 表示极低的一致性,0.21≤Kappa≤0.40 表示一般的一致性,0.41≤Kappa≤0.60 表示中等的一致性,0.61≤Kappa≤0.80 表示高度的一致性,0.81≤Kappa≤1.00 表示几乎完全一致。用组内相关系数(Intraclass Correlation Coefficient,ICC)和标准测量误差(Standard Error of Measurement,SEM)评价量表的重测信度,ICC>0.7被认为是适合进行群组比较。SEM 用来评价变异度,如绝对测量误差,也可用实际研究中测量范围的百分比来表示。

对于结构效度的评价,首先与 SF-36 量表进行 Pearson 相关性检验,检验其聚合效度和区分效度。预期可比的维度,如 EQ-5D 的疼痛/不舒服维度与 SF-36 的躯体疼痛(BP)方面做相关性分析,可以得到较好的相关性;不可比的维度,如 EQ-5D 的行动维度与 SF-36 的精神健康(MH)做相关性分析,则相关性较差。Pearson 相关系数 $r \geq 0.50$ 表示强相关,$0.30 \leq r < 0.50$ 表示中等度相关,$r < 0.30$ 表示弱相关。

再将 EQ-5D 权重指数(分别使用英国偏好值和日本偏好值)与

EQ-VAS得分中总体健康状况自我报告结果不同的组、患有慢性病数目不同的组进行单因素方差分析（ANOVA），以检验其结构效度。预期老年人、女性、丧偶或离异的人以及社会经济地位低的人群报告较差的健康状况。EQ - 5D与人口学变量之间关系采用单因素方差分析、T检验和χ^2检验。

最后，将自我报告在EQ - 5D量表的各维度均评估没有任何困难的受访者与评估有困难的受访者的SF - 36量表平均总分运用T检验进行比较，第一种情况下，SF - 36量表所测分数比较高。

二、结果

（一）基本情况

从随机抽取的1260户居民中获得1800个样本，EQ - 5D量表各领域数据完全并进入分析的共1747名（97%）。按平均每户有两个符合条件的受访者估算，估计应答率为71.4%。受访者年龄范围为14～99岁，平均年龄为47.5岁（SD＝17.5），其中女性占51.6%。与2008年杭州城市地区人口统计相比，本次研究的样本具有相似的性别比例、相对较高的年龄和更高的教育水平（表2 - 16）。

表 2 - 16　样本的基本特征（n＝1747）

	样本		城市人口[b]
	n	比例	比例
年龄组			
14～44 岁	743	42.9%	56.3%
45～64 岁	680	39.3%	30.9%
≥65 岁	309	17.8%	12.8%
性别			
男	837	48.4%	50.4%
女	894	51.6%	49.6%

续　表

	样本		城市人口[b]
	n	比例	比例
婚姻状况			
单身	265	15.4%	
已婚/同居	1361	79.0%	
丧偶	74	4.3%	
离异/分居	23	1.3%	
教育程度[a]			
低水平	322	18.8%	
中等水平	855	49.8%	
高水平	539	31.4%	16.6%[c]
家庭年收入			
<60000元	1261	80.6%	66572 元[d]
≥60000元	303	19.4%	
就业状况			
受雇或自雇	796	48.0%	53.3%
其他	863	52.0%	46.7%
自我报告的总体健康状况			
非常好	218	12.5%	
很好	463	26.6%	
好	495	28.4%	
一般	524	30.1%	
很差	40	2.3%	

	样本		城市人口[b]
	n	比例	比例
慢性病数量			
0	711	41.1	
1	666	38.5	
≥2	354	20.4	

注：a. 教育程度：低水平包括未接受教育或小学教育；中等水平包括接受初高中教育或职业教育；高水平指接受大学及以上教育。

b. 城市人口数据根据杭州市 2008 年人口统计年鉴测算；

c. 14 岁及以上人口中人才比例；

d. 杭州城市居民平均家庭年收入

（二）EQ-5D 应答

大部分的受访者表示"没有任何困难"，其中疼痛/不舒服维度比例最低，占 78%，自我照顾维度比例最高，占 96.7%（天花板效应）（表2-17）。平均 EQ-5D 指数得分为 0.92（SD=0.17，范围-0.59～1.00）和 EQ-VAS 评分平均为 84.44（SD=13.00，范围 8.50～100.00）。

表 2-17　EQ-5D 各维度报告问题的情况

维度	报告问题的人数（比例）		
	没有任何困难	有些困难	有极度困难
行动	1619(92.7%)	119(6.8%)	9(0.5%)
自我照顾	1690(96.7%)	47(2.7%)	10(0.6%)
日常活动	1628(93.2%)	108(6.2%)	11(0.6%)
疼痛/不舒服	1363(78.0%)	367(21.0%)	17(1.0%)
焦虑/沮丧	1532(87.7%)	204(11.7%)	11(0.6%)

（三）重测信度

在重测的 60 份样本中，回收了 48 份有效问卷。其中有 31 份问卷在 SF-36 量表第一个条目（GH01：对总体健康状况的自我评价）两次测量报告了一致的结果，用于重测信度的分析。重测间隔的中位数为13天（四分位数范围：12～15天）。两次测量的 EQ-5D 量表维度的行动、自我照顾、日常活动、疼痛/不舒服、焦虑/沮丧的 Kappa 值分别为 1.00、0.65、0.87、0.35 和 0.63。EQ-5D 指数的重测信度 ICC＝0.53，EQ-VAS 得分的重测信度 ICC＝0.87。两者 SEM 值（SEM％）分别为 0.13（9.22％）和 4.20（4.2％），见表 2-18。

表 2-18　EQ-5D 的重测信度（$n=31$）

维度	重测一致性人数（比例）	Kappa	95％CI	
行动	31(100.0％)	1.00	1.00～1.00	
自我照顾	30(96.7％)	0.65	0.02～1.00	
日常活动	30(96.8％)	0.87	0.62～1.00	
疼痛/不舒服	23(74.2％)	0.35	0.04～0.66	
焦虑/沮丧	29(93.6％)	0.63	0.16～1.00	
	重测差异	ICC	95％CI	SEM
EQ-5D 指数	0.02±0.18	0.53	0.22～0.74	0.13
EQ-VAS	1.19±5.91	0.87	0.76～0.94	4.20

（四）效度

除了少数例外情况，EQ-5D 量表和 SF-36 量表可比维度的 Pearson 相关系数较高。例如，在 EQ-5D 的疼痛/不舒服维度与 SF-36 的躯体疼痛（BP）方面，相关系数为－0.59；在 EQ-5D 的行动维度与 SF-36 的生理功能（PF）方面，相关系数为－0.44。EQ-5D 量表和 SF-36 量表弱可比维度 Pearson 相关系数较低。例如，EQ-5D 的行动、自我照顾与 SF-36 的精神健康（MH）相关系数分别为－0.26和－0.20，证明 EQ-5D 量表有较好的聚合效度和区分效度。EQ-5D 指数和 EQ-VAS 得分与 SF-36 得分中等或高度相关（所有 $P<0.001$），见表 2-19。

表 2 - 19　EQ - 5D 量表与 SF - 36 量表维度相关性

SF - 36 维度或总分	EQ - 5D 维度					EQ - 5D 指数	EQ - VAS
	行动	自我照顾	日常活动	疼痛/不舒服	焦虑/沮丧		
PF	−0.44	−0.36	−0.40	−0.32	−0.26	0.42	0.42
RP	−0.39	−0.28	−0.38	−0.39	−0.33	0.44	0.42
BP	−0.47	−0.36	−0.44	**−0.59**	−0.42	**0.62**	**0.53**
GH	−0.35	−0.24	−0.34	−0.39	−0.36	0.43	**0.60**
VT	−0.33	−0.23	−0.32	−0.39	−0.38	0.43	**0.59**
SF	−0.35	−0.32	−0.35	−0.26	−0.34	0.40	0.34
RE	−0.29	−0.26	−0.31	−0.30	−0.42	0.41	0.33
MH	−0.26	−0.20	−0.22	−0.24	−0.37	0.32	0.43
PCS	−0.41	−0.33	−0.41	−0.39	−0.34	0.47	0.35
MCS	−0.30	−0.22	−0.28	−0.34	−0.36	0.39	**0.55**

注：黑体字表示强相关关系 $(r \geqslant 0.50)$，$P < 0.001$

　　自我报告整体健康状况差的受访者和慢性病患者 EQ - 5D 指数和 EQ - VAS 得分较低（表 2 - 20）。分别采用英国版和日本版偏好表的 EQ - 5D 指数在较好的健康状况时差距很小，但是健康状况较差的状态下差距较大。与研究预期一致，老年人、女性、丧偶或离异者、较低社会经济状况者报告较差的生活质量（表 2 - 21）。自我报告在 EQ - 5D 量表的各维度没有任何困难的受访者比有困难的受访者 SF - 36 的总分高（表 2 - 22）。

表 2 - 20　不同健康状况的受访者 EQ - 5D 指数及 EQ-VAS 得分比较

健康状况	n	EQ - 5D 指数[a]	EQ - 5D 指数[b]	EQ-VAS	假设
自我报告的总体健康状况					
非常好	218	0.99	0.99	94.92	

续 表

健康状况	n	EQ-5D 指数[a]	EQ-5D 指数[b]	EQ-VAS	假设
很好	463	0.98	0.97	90.76[d]	非常好＞很好
好	495	0.94	0.93	84.53	很好＞好[d]
一般	524	0.87	0.86	76.95	好＞一般[d]
很差	40	0.39	0.51	51.26	一般＞很差[d]
慢性病数量					
0	711	0.95	0.95	87.88	
1	666	0.92	0.91	82.94	0＞1[d]
≥2	354	0.89	0.88	80.24	1＞2+[c]

注：a. 使用英国时间权衡法（TTO）偏好值；

　　b. 使用日本简单主效应模型偏好值（Plain Main Effects Model）；

　　c. 单因素方差分析：ANOVA，$P < 0.05$；

　　d. 单因素方差分析：$P < 0.001$

表 2-21　EQ-5D 量表社会人口学变量分组情况（$n = 1747$）

变量	n	EQ-5D 指数		EQ-VAS		自我报告有困难（或极度困难）比例				
		M	SD	M	SD	行动	自我照顾	日常活动	疼痛/不舒服	焦虑/沮丧
年龄组		[d]		[d]		[d]	[d]	[d]	[d]	[d]
14～44 岁	743	0.96	0.11	89.38	10.02	1.9	0.9	2.0	10.1	9.7
45～64 岁	680	0.92	0.17	83.15	12.46	5.7	2.5	6.2	25.7	11.9
≥65 岁	309	0.84	0.23	75.58	14.92	23.6	10.7	19.4	42.4	19.7
性别		[b]		[c]		[c]			[c]	
男	837	0.93	0.16	85.33	12.64	5.6	3.0	6.2	18.9	11.6
女	894	0.91	0.18	83.64	13.24	8.9	3.5	7.4	24.7	13.1

续 表

变量	n	EQ-5D 指数		EQ-VAS		自我报告有困难（或极度困难）比例				
		M	SD	M	SD	行动	自我照顾	日常活动	疼痛/不舒服	焦虑/沮丧
婚姻状况		d		d		d	d	d	d	b
未婚	265	0.96	0.15	89.72	11.49	3.0	2.3	4.9	9.1	8.7
已婚	1361	0.92	0.17	84.14	12.58	6.6	2.8	6.2	23.2	12.5
丧偶	74	0.81	0.23	70.98	14.38	35.1	14.9	25.7	48.6	21.6
离婚/分居	23	0.93	0.13	82.52	13.43	8.7	4.3	4.3	17.4	17.4
教育程度[a]		d		d		d	d	d	d	
低水平	322	0.87	0.22	79.97	14.61	15.2	8.4	13.7	35.1	13.4
中等水平	855	0.92	0.17	84.47	13.20	6.8	2.6	6.4	22.6	13.3
高水平	539	0.95	0.12	87.01	10.73	3.0	1.1	3.0	13.5	9.5
家庭年收入		d		d		c	b	c	c	
<60000 元	1261	0.91	0.18	83.84	13.70	8.9	3.8	8.0	24.4	13.3
≥60000 元	303	0.94	0.12	86.69	11.26	3.3	1.3	3.6	16.2	11.6
就业状况		d		d		d	d	d	d	d
受雇或自雇	796	0.96	0.11	87.53	10.63	1.8	0.9	2.4	12.8	9.0
其他	863	0.88	0.21	81.34	14.35	12.6	5.3	11.0	31.3	16.1

　　注：a. 教育程度：低水平表示未接受教育或小学教育；中等水平表示接受初高中教育或职业教育；高水平表示接受大学及以上教育；

　　b. ANOVA、T 检验、χ^2 检验显著性水平：$P<0.05$；

　　c. ANOVA、T 检验、χ^2 检验显著性水平：$P<0.01$；

　　d. ANOVA、T 检验、χ^2 检验显著性水平：$P<0.001$

表 2-22　不同 **EQ-5D** 量表维度状况的受访者 **SF-36** 总分比较($N=1682$)

EQ-5D 维度	n(比例)	SF-36 PCS	SF-36 MCS
行动			
没有困难	1563(92.2%)	51.14	50.82
有困难	119(7.8%)	35.88	39.48
自我照顾			
没有困难	1628(96.8%)	50.62	50.42
有困难	54(3.2%)	33.24	38.07
日常活动			
没有困难	1570(93.3%)	51.08	50.74
有困难	112(6.7%)	35.76	39.94
疼痛/不舒服			
没有困难	1318(78.4%)	52.02	51.76
有困难	364(21.6%)	42.98	43.72
焦虑/沮丧			
没有困难	1478(87.9%)	51.29	51.39
有困难	204(12.1%)	41.18	40.13

注：有 $P<0.001$，独立样本 T 检验

三、讨论

本研究在城市地区大样本调查基础上进行中文版 EQ-5D 量表的信度和效度检验。与其他一般人群的 EQ-5D 研究相比，本研究包括了 14~18 岁年龄段的青少年。在 2008 年还没有中文版 EQ-5D 青少年量表，因此，采用普适的 EQ-5D 量表用于青少年健康状况的随访和不同年龄段人群比较是适宜的。

EQ-5D 的结构效度主要应用聚合效度、区分效度及已知群效度分析。重测信度检验时，大部分受访者的五维自我报告能保持一致，EQ-VAS 的 ICC 系数较高，判断重测信度在一般至中等水平。但是，

在信度检验时受到了天花板效应的影响。信度系数不仅要反映重复测量的一致性程度,还要反映测量工具区分个体变异的程度。在同质的人群中,组间变异很容易高于组内变异,导致低水平的信度。SEM 独立于样本,可以很好地解释健康相关生命质量的变化。有研究表明,EQ-VAS 在一个月后重测会有更高的 SEM 值。当采用日本偏好值分析时,EQ-5D 指数分数的 ICC、SEM 值和 SEM% 分别为 0.64、0.09 和 8.11%。

关于 EQ-5D 在中国一般人群中的应用,目前有多项研究。Wang H 等在北京某区测得 2994 例 EQ-5D 人群资料,Sun S 等分析了全国 EQ-5D 调查数据并制定中国常模。但是,在这两项研究中,并没有进行 EQ-5D 的信度检验。Chang TT 等在台湾 20～64 岁代表性样本中做了量表性能检验,组内相关系数与本研究相似,EQ-5D 指数为 0.51,EQ-VAS 得分为 0.7。

本研究的局限性包括以下四个方面:第一,在三次访问后,仍然有因为拒绝或者不可及而存在少量的失访,这些失访者的数据缺失,因此不能判断其特征是否与受访者相同。第二,虽然估计的应答率较高,但可能存在选择偏倚或应答偏倚。第三,测量重测信度的重测样本量偏小。第四,本样本中年老者和受过教育的人群比例较高。

总体来说,本研究关于在中国城市地区一般人群的大样本调查结果显示,中文版 EQ-5D 量表具有可接受的结构效度和一般至中等的重测信度。

第四节 国际基层医疗疾病分类

一、历史背景

20 世纪 70 年代以前,基层医疗科研收集的发病率资料都使用《国际疾病分类》(ICD)。其主要优点是在国际上被广泛认可,增加了各国之间数据的可比性。其缺点是基层医疗中出现的许多症状和非疾病状态难于用其编码,因为它原本是为统计死亡率而设计的,其结构是以疾病为基础的。

1972年,世界全科/家庭医生组织(World Organization of Family Doctors,WONCA)成立,认识到ICD的问题,认为需要有一个世界公认的全科医疗分类法。因此,WONCA分类委员会设计了《基层医疗健康问题国际分类》(International Classification of Health Problems in Primary Care,ICHPPC),1975年出首版,1979年出第二版,与ICD-9相对应。尽管它有一节未诊断症状的分类,但它仍是基于ICD的结构,是不充分的。1983年的第三版中加入了绝大多数条目的使用标准,这大大地增加了使用的可靠性,但针对基层医疗,它仍存在不足。无论是记录病人就诊原因,还是医务人员记录病人的问题,都需要一个新的分类法。

在1978年于阿拉木图召开的世界卫生组织(WHO)基层医疗大会上,充足的基层医疗服务被认为是实现"2000年人人享有保健"目标的关键。后来,WHO和WONCA都认识到,只有在医疗保健计划者能得到正确的讯息时,才可能建立起适宜的基层保健系统,来评价和实施医疗保健的优先点。这导致新分类系统的发展。

此后,WHO指定成立了基层医疗就诊原因国际分类工作小组。小组的大多数成员同时也是WONCA分类委员会的成员,此小组制定了《就诊原因分类》(Reason for Encounter Classification,RFEC)。就诊原因(RFE)是病人进入医疗服务系统原因的公认描述,代表该病人对医疗保健的需求。它们可以是症状或主诉、已知疾病、预防性或诊断性服务要求(测血压或心电图)、治疗要求(配药)、了解检查结果或行政原因(诊断证明)。这些原因通常与所治疗的健康问题或疾病有关,但健康问题不一定与就诊原因相同。与疾病分类法不同,就诊原因分类法是一种病人导向而不是疾病或医生导向的分类法,对于做出诊断、治疗或照料决策是有益的。RFEC容易同时分类就诊原因和两种以问题为导向的照顾元素(即照顾过程和所诊断的健康问题)。这种概念上的框架使《就诊原因分类》转变成《基层医疗国际分类》。

二、ICPC 介绍

1987 年,WONCA 出版了《基层国际医疗分类》(ICPC),开创了疾病分类的新领域。医务人员首次能够使用单一的分类法,将医疗服务中的三个要素,即就诊原因、诊断或问题、干预措施进行分类。三要素之间的联系令从就诊原因到得出结论的整个医疗过程都可以被分类。

(一)结构

ICPC 是一个二轴分类系统。一个轴代表身体各器官和系统,采用字母编码,由 17 个章节组成;另一个轴代表医学组分,采用两位数字编码,共 7 个单元(表 2 - 23)。如 R81 为肺炎编码,其中 R 表示解剖部位呼吸道;81 是表示诊断组分。

表 2 - 23　ICPC 的二轴系统

第一轴(章):器官系统	第二轴(单元):医学组分
A. 综合及非特异性的	1~29,症状和主诉
B. 血液、造血器官和免疫机制	30~49,诊断、筛查和预防
D. 消化	50~59,用药、治疗和操作
F. 眼	60~61,检查结果
H. 耳	62,行政管理
K. 循环	63~69,转诊和其他就诊原因
L. 肌肉、骨骼	70~99,诊断或疾病
N. 神经	
P. 精神/心理	
R. 呼吸	
S. 皮肤	
T. 代谢、内分泌和营养	

续　表

第一轴（章）：器官系统	第二轴（单元）：医学组分
U. 泌尿	
W. 妊娠，计划生育	
X. 女性生殖	
Y. 男性生殖	
Z. 社会的/社交问题	

（二）特点

ICPC 是按身体各器官系统进行分类的二轴结构。编码由代表章节的一个英文字母和代表单元的两位阿拉伯数字组成。该系统除了可以对诊断进行分类外，还可以对就诊原因和医疗干预过程进行分类，弥补了 ICD 的不足；分类系统中涵盖了对心理问题、家庭和社会问题的分类，并且在绝大多数条目的下面，都列出了该条目的纳入、排除标准及注意事项，能够帮助医务人员减少编码失误；该分类系统还引入了 DUKE/WONCA 疾病严重度量表（DUSOI/WONCA），可与 ICPC 条目关联使用，按照严重度对健康问题进行分类；同时，ICPC 可以结合 COOP/WONCA 功能状态量表对病人所处的功能状态进行记录和分类；该分类系统对全科医疗的核心概念，如"医疗片段"加以阐述，使得具体编码人员对医疗过程及其医疗片段的概念有一个详尽的了解，利于对就诊原因、医疗干预过程及诊断编码；描述治疗过程的单元 2～6 包含的内容非常广泛而非特异化；各国可以根据其医疗开展的具体情况，使其特异化；该分类系统不能对病历记录系统中的物理检查和辅助检查等客观资料进行分类；单元 7 诊断或疾病部分，其各条目较 ICD 来讲，特异性较低，如果想使某种特定疾病进一步特异化，还需与 ICD 转换。

三、应用

（一）医疗片段：全科/家庭医学的核心概念

WONCA 关于全科/家庭医疗的定义是"由医生向个人和家庭提

供个性化的、基层的、连续性的和全面性的医疗服务"。医学研究所（Institute of Medicine，IOM）对基层医疗的定义是"基层医疗是由医生所提供的综合性、可及性的医疗服务；这些医生负责满足绝大多数的个人医疗需求，与之建立持久的医患关系，以及在家庭和社区的环境中工作"。两者非常接近。

以"医疗片段"作为适当的评价单位，使这些定义更具操作性。医疗片段与某人群中的疾病片段不同。一个医疗片段是指一个健康问题或疾病从首次呈现给医生到同一问题或疾病的最后一次就诊的过程。就诊原因、健康问题/诊断和治疗/干预过程组成了一个医疗片段的核心。一个医疗片段可包括一次或数次就诊，包括上述因素之间的关系随时间而发生转变。因此，一个医疗片段指的是针对某一健康问题或疾病，对某个病人所提供的所有医疗照顾。通过 ICPC 编码，计算机化病历中的医疗片段可以评估"绝大多数的个人医疗需求"、"全面性"、"综合性"、"可及性"和"负责"程度。

（二）ICPC 在记录就诊原因中的应用

病人可以用症状或主诉、要求某些服务或以某种健康问题的方式来表述他们的就诊原因，因此，全部的分类条目都可用于就诊原因。基层医生应识别和明确病人所陈述的就诊原因，对正确性不做评判。使用该分类时按照以下三条原则：

1. 就诊原因应该得到病人和医生双方的理解和认同，并以病人可接受的语言表述。

2. ICPC 条目的选择应尽可能贴近病人对接诊原因最初的陈述，医生不应改动或做最小限度的改动。

3. 因为就诊原因是从病人的观点出发陈述的，因此，记录健康问题/诊断的条目中所列举的内涵标准不适用于就诊原因的分类。

（三）ICPC 在记录健康问题和医疗过程中的应用

ICPC 可被应用于记录医生对病人健康问题的评价，可以从单元 1或单元 7 得到编码。单元 7 列出了基层医疗中常见或重要的疾病、损伤及相关的健康问题。在基层医疗中处理的许多健康问题是不能称为疾病或损伤的,单元 1 罗列了症状和主诉。在每次就诊中应鼓励医生以一个医疗过程的形式记录所处理问题的所有方面,需要不同处理的临床表现应编码为不同的医疗过程。

ICPC 中的单元 2、3、5 和单元 6 中的部分条目可用来分类医疗过程中的干预措施。这些条目广泛而综合,并且是非特异化的。应将特定医疗过程中有逻辑关系的所有干预措施进行编码。

四、疾病严重度的编码

编码严重度的系统,即 DUKE/WONCA 疾病严重度量表(the Duke Severity of Illness Checklist,DUSOI/WONCA),是 ICPC 的扩展。它的独特之处在于,可以通过每个病人所患疾病的严重度来分类疾病。ICPC 与 DUSOI/WONCA 联用可以使医务工作者不仅能给健康问题一个标准化的名称和分类编码,而且还能给出一个标准化的严重度编码,从而比较患有相同问题病人的疾病严重度。同时,该系统的严重度参数和标准是通用的,故可用于任何健康问题,以及不同健康问题的严重度比较。现场试验表明,DUSOI/WONCA 量表在基层医疗实践中是可行和有用的。

DUKE/WONCA 疾病严重度评分系统基于 4 个参数:上周的症状;上周的共存病;若无针对该健康问题的治疗,未来 6 个月的预后;可治疗性,或治疗的需要,以及该病人对治疗的预期反应。每一个参数的严重度为 0～4,0 代表无严重度,4 代表最严重。把每个健康问题各参数的分数相加,再转换成严重度编码,代表"无严重度"到"最严重"的范围。

五、功能状态的评估

COOP/WONCA 功能状态量表由 WONCA 修订,并推动它与 ICPC 的联合使用。功能状态是衡量一个人总体健康状态的指标。《国际全科/家庭医学术语表》将功能状态定义为"在一定的时间内,通过客观和主观的方法,评价出的一个人在其环境中行为和适应的能力"。任何功能状态的定义都强调疾病以外的因素对病人健康的重要性。由于疾病复杂性和慢性程度的增加,全科/家庭医生对功能指标和疾病指标的依赖性增大,以便能监控所采取的干预措施和评估干预效果。

在诊治病人的过程中健康促进和功能状态评估是非常重要的,尤其在处理老年和慢性病人时。在就诊原因、诊断和治疗措施的记录之外加上功能状态评估,是全科/家庭医疗分类学发展过程中合理的一步。在实际应用中,COOP/WONCA 量表被广泛测试的场所就是全科/家庭医疗领域,简单易操作,具有文化普适性、较好的信度和临床效度,有助于评估病人的总体情况或治疗结果。

COOP/WONCA 量表有 6 个图表:身体健康、情感、日常活动、社会活动、健康变化及总体健康。每个量表由一个主句和 5 个回答选项组成,每个回答选项都配有图表说明。在基层医疗病人的教育程度参差不齐的时候,这样的设计增加了量表的可用性。使用量表的首选方式是自评,需时不到 5 分钟。

COOP/WONCA 量表同 ICPC 一起,可用来考察健康问题和功能状态的关系。由于功能状态与病人整体而非某一个健康问题有关,当病人同时有多个健康问题时,两者关系不易明确。与疾病严重程度相比,它对 ICPC 的依赖更间接。

参考文献

1. Aaronson NK, Acquadro C, Alonso J, et al. International quality of life assessment (IQOLA) project[J]. Qual Life Res, 1992, 1: 349 – 351.

2. Adriaanse MC, Dekker JM, Spijkerman AM, et al. Health-related quality of life in the first year following diagnosis of type 2 diabetes: newly diagnosed patients in general practice compared with screening-detected patients. The Hoorn Screening Study[J]. Diabet Med, 2004, 21: 1075 – 1081.

3. Fortin M, Lapointe L, Hudon C, et al. Multimorbidity and quality of life in primary care: a systematic review[J]. Health Qual Life Outcomes, 2004, 2: 51.

4. Anderson RT, Aaronson NK, Bullinger M, et al. A review of the progress towards developing health-related quality-of-life instruments for international clinical studies and outcomes research [J]. Pharmacoeconomics, 1996, 10: 336 – 355.

5. Bergmann E, Kamtsiuris P. Inanspruchnahme medizinischer Leistungen[J]. Gesundheitswesen, 1999, 61 (2): 138 – 144.

6. Brazier J, Jones N, Kind P. Testing the validity of the EuroQoL and comparing it with the SF – 36 health survey questionnaire[J]. Qual Life Res, 1993, 2: 169 – 180.

7. Bullinger M, Kirchberger I. SF – 36 Health survey: manual and interpretation guide[M]. Goettingen: Hogrefe-Verlag, 1998.

8. Bullinger M. German translation and psychometric testing of the SF – 36 health survey: preliminary results from the IQOLA project. International Quality of Life Assessment[J]. Soc Sci Med, 1995, 41(10): 1359 – 1366.

9. Campen CV, Sixma H, Friele RD, et al. Quality of care and patient satisfaction: a review of measuring instruments[J]. Med Care Res and Rev, 1995,52: 109 – 133.

10. EQ – 5D – 3L [EB/OL]. (2015 – 05 – 29). http: //www. euroqol. org/eq – 5d – products/eq – 5d – 3l. html.

11. Essink-Bot ML, Krabbe PF, Bonsel GJ, et al. An empirical comparison of four generic health status measures: the Nottingham health profile, the medical outcomes study 36 – item short-form health survey, the COOP/WONCA charts, and the EuroQoL Instrument[J]. Med Care, 1997, 35(5): 522 – 537.

12. European Observatory on Health Care Systems. Health care systems in transition-Germany[R]. European Observatory on Health Care Systems,2000.

13. Fukuhara S, Bito S, Green J, et al. Translation, adaptation, and validation of the SF – 36 health survey for use in

Japan[J]. J Clin Epidemiol, 1998, 51(11): 1037 - 1044.

14. Gandek B, Ware JE. Methods for validating and norming translations of health status questionnaires: the IQOLA project approach[J]. J Clin Epidemiol, 1998, 51(1): 953 - 959.

15. Geigle R, Jones SB. Outcomes measurement: a report from the front[J]. Inquiry, 1990, 27(1): 7 - 13.

16. Gerlach FM, Szecsenyi J. Warum sollten Disease-Management-Programme hausarztorientiert sein? —Gruende, Grenzen und Herausforderungen[J]. Deutsches Aerzteblatt, 2002, 99: 20 - 26.

17. Green LA, Fryer GE Jr, Yawn BP, et al. The ecology of medical care revisited[J]. N Engl J Med, 2001, 344(26): 2021 - 2025.

18. Guillemin F, Bombardier C, Beaton D. Cross-cultural adaptation of health-related quality of life measure: literature review and proposed guidelines[J]. J Clin Epidemiol, 1993, 46(12): 1417 - 1432.

19. Hemmila HM. Quality of life and cost of care of back pain patients in Finnish general practice[J]. Spine, 2002, 27(6): 647 - 653.

20. Hollingworth W, Mackenzie R, Todd CJ, et al. Measuring changes in quality of life following magnetic resonance imaging of the knee: SF - 36, EuroQoL or Rosser index[J]. Qual Life Res, 1995, 4 (4): 325 - 334.

21. Hsu FLK. Americans and Chinese: pass. ages of differences. honolulu[M]. HI: University of Hawaii Press, 1976.

22. Hurst NP, Jobanputra P, Hunter M, et al. Validity of EuroQoL—a generic health status instrument—in patients with rheumatoid arthritis[J]. Br J Rheumatol, 1994, 33(7): 655 - 662.

23. Lam CL, Gandek B, Ren XS, et al. Tests of scaling

assumptions and construct validity of the Chinese(HK) version of the SF - 36 health survey[J]. J Clin Epidemiol, 1998,51(11): 1139 - 1147.

24. Li L, Wang HM, Shen Y. Chinese SF - 36 Health Survey: translation, cultural adaptation, validation, and normalization[J]. J Epidemiol Community Health, 2003, 57(4): 259 - 263.

25. Mathias SD, Fifer SK, Patrick DL. Rapid translation of quality of life measures for international clinical trials: avoiding errors in the minimalist approach[J]. Qual Life Res, 1994,3(6): 403 - 412.

26. McDowell I, Newell C. Measuring health: a guide to rating scales and questionnaires [M]. New York: Oxford University Press, 1987.

27. McHorney CA , Ware JE, Raczek AE. The MOS 36 - Item Short-Form Health Survey: Ⅱ. Psychometric and clinical tests of validity in measuring physical and mental health constructs[J]. Med Care, 1993, 31(3): 247 - 263.

28. McHorney CA, Ware JE, Lu JFR, et al. The MOS 36 - Item Short-Form Health Survey (SF - 36): Ⅲ. Tests of data quality, scaling assumptions and reliability across diverse patient groups[J]. Med Care, 1994, 32(1): 40 - 66.

29. Mo B. Modesty, sexuality, and breast health in Chinese-American women[J]. West J Med, 1992, 157(3): 260 - 264.

30. Muller JH, Desmong B. Ethical dilemmas in a cross-cultural context: a Chinese example[J]. West J Med, 1992, 157(3): 323 - 327.

31. Orley J, Kuyken W. Quality of life assessment: international perspectives[M]. Wien: Springer-Verlag, 1994.

32. Patrick DL, Erickson P. Health status and health policy: allocating resources to health care [M]. New York: Oxford University Press, 1993.

33. Perneger TV, Leplege A, Etter JF, et al. Validation of a French-language version of the MOS 36 – Item Short Form Health Survey(SF – 36) in young healthy adults[J]. J Clin Epidemiol, 1995, 48(8): 1051 – 1060.

34. Ren XS, Amick B, Zhou L, et al. Translation and psychometric evaluation of a Chinese version of the SF – 36 Health Survey in the United States[J]. J Clin Epidemiol, 1998, 51(11): 1129 – 1138.

35. Sapin C, Fantino B, Nowicki ML, et al. Usefulness of EQ – 5D in assessing health status in primary care patients with major depressive disorder[J]. Health Qual Life Outcomes, 2004, 2: 20.

36. Sculpher M, Dwyer N, Byford S, et al. Randomised trial comparing hysterectomy and transcervical endometrial resection: effect on health related quality of life and costs two years after surgery[J]. Br J Obstet Gynaecol, 1996, 103(2): 142 – 149.

37. SF – 36 v2 Health Survey[EB/OL]. (2015 – 5 – 29). https://www. optum. com/optum-outcomes/what-we-do/health-surveys/sf-36v2-health-survey. html.

38. Sprangers MA, de Regt EB, Andries F, et al. Which chronic conditions are associated with better or poorer quality of life[J]. J Clin Epidemiol, 2000, 53(9): 895 – 907.

39. Starfield BH. Primary care: balancing health needs, services, and technology [M]. Oxford: Oxford University press, 1998.

40. Till JE, Osoba D, Pater JL, et al. Research on health-related quality of life: dissemination into practical applications[J]. Qual Life Res, 1994, 3(4): 279 – 283.

41. Van Agt H, Essink-Bot ML, Krabbe PF, et al. Test-retest reliability of health state valuations collected with the EuroQoL questionnaire[J]. Soc Sci Med, 1994, 39(11): 1537 – 1544.

42. Ware JE, Harris WJ, Gandek B, et al. MAP-R for windows:

multitrait/multi-item analysis program-revised user's guide[M]. Boston: Health Assessment Lab, 1997.

43. Ware JE, Keller SD, Gandek B, et al. Evaluating translations of health status questionnaires: methods from the IQOLA project[J]. Int J Technol Assess Health Care, 1995, 11(3): 525 – 551.

44. Ware JE, Sherbourne CD. The MOS 36 – Item Short-Form Health Survey(SF-36) 1: conceptual framework and item selection[J]. Med Care, 1992, 30(6): 473 – 483.

45. Ware JE, Snow KK, Kosinski M, et al. SF – 36 Health Survey-manual and interpretation guide[M]. Boston: The Health Institute, New England Medical Center, 1993.

46. White KL, Williams TF, Greenberg BG. The ecology of medical care[J]. N Engl J Med, 1961; 265: 885 – 892.

47. WHO. Statistical information system: selected country indicators[EB/OL]. (2003 – 08 – 15). http: //www3. who. int/ whosis/country/indicators. .

48. WONCA International Classification Committee. International Classification of Primary Care—ICPC – 2(German translation)[M]. Wien: Springer-Verlag, 2001.

49. WONCA International Classification Committee. International Classification of Primary Care—ICPC – 2(Chinese translation)[M]. Hong Kong: The Hong Kong College of Family Physicians, 2000.

50. Woodcock AJ, Julious SA, Kinmonth AL, et al. Problems with the performance of the SF – 36 among people with type 2 diabetes in general practice[J]. Qual Life Res, 2001, 10(8): 661 – 670.

51. World Health Organization. Constitution of the World Health Organization: basic documents[R]. Geneva: World Health Organization, 1948.

52. World Health Organization. Primary Health Care [R].

Geneva：World Health Organization，1978.

53. Wu AW，Young Y，Skinner EA，et al. Quality of care and outcomes of adults with asthma treated by specialists and generalists in managed care[J]. Arch Intern Med，2001，161(21)：2554－2560.

54. 陈炳卿. 营养与食品卫生学[M]. 第3版. 北京：人民卫生出版社,1995.

55. 金丕焕. 医用统计方法[M]. 上海：上海医科大学出版社,1993.

56. 李鲁. 社会医学[M]. 第4版. 北京：人民卫生出版社,2012.

第三章　德国通科诊所常见慢性
病患者的生命质量研究

　　德国卫生服务体制的一个明显特征是公共卫生、门诊以及住院服务三者之间存在明晰的界限。两种主要的力量构成了德国卫生服务体制的发展：高度自治的医生行业以及约 90％ 的社会医疗保险的覆盖率，后者在德国覆盖被保险者大部分医疗服务，占卫生总费用的 68％ 以上。德国平均每千人口医生数 3.5 人，其中 34.8％ 从事门诊服务。所有门诊服务，包括基层医疗和大量的门诊二级（专科）保健，都毫无例外地由开业医生来提供。开业医生没有固定的服务区域，病人可自由选择全科医生或专科医生。全科医生约占门诊医生的 40％、医生总数的 15％，平均每一位全科医生服务 1878 名居民。本章介绍德国通科诊所常见慢性病患者的生命质量状况，包括慢性病就诊患者与非慢性病就诊患者的生命质量比较，基层医疗就诊患者与一般人群生命质量的比较，调整混杂因素后分析慢性病对生命质量的独立影响。

第一节　资料来源与方法

一、调查对象

　　邀请信发往德国石荷州大学附属医院全科医学研究所的其他区域网络单位和有研究合作关系的通科诊所，20 个诊所愿意参加研究，每一诊所至少需要完成 50 份问卷，一些大诊所愿意调查更多患者。各个诊所开始的时间不等，总的研究时间为 2002 年 6—12 月。每一诊所从确定调查时间开始,邀请每一位连续就诊的病人(14 岁以上)在就诊前进行自填量表调查。问卷包括德文版 SF - 36 量表、EQ - 5D 量表和人口学问题。每一位病人把完成的问卷装入匿名的信封,在就诊时将信封交给医生。医生在就诊结束时在信封背面记录最多三个就诊原因(诊断)和三个共存的慢性病。诊所护士登记无应答者的一般情况。研究方案获得石荷州大学附属医院伦理委员会批准,所有参与者签署了知情同意书。

二、研究内容及评定工具

调查问卷包括德文版 SF - 36 量表、EQ - 5D 量表和一般人口学问题。SF - 36 量表包括 36 个条目,测量 8 个维度:生理功能(PF)、生理职能(RP)、躯体疼痛(BP)、总体健康(GH)、活力(VT)、社会功能(SF)、情感职能(RE)和精神健康(MH)。在 8 个维度基础上,可计算生理健康总分(PCS)和心理健康总分(MCS)。维度分取值范围 0~100,高分指示较好的健康状态。生理健康总分和心理健康总分基于美国常模标准化,均值设为 50,标准差设为 10(参考附录 2)。EQ - 5D 量表由两部分构成:第一部分,应答者报告在行动、自我照顾、日常活动、疼痛/不舒服、焦虑/沮表 5 个方面存在问题的程度;第二部分,应答者在视觉模拟尺度(VAS)上标记他们总的健康感觉,取值范围从 0(最差健康状况)到 100(最佳健康状况)。一般人口学问题包括年龄、性别、婚姻状况、工作状况、吸烟状况、教育程度、学位或专业资格、医疗保险、自我报告的严重病史等信息。

三、疾病编码

诊断和共存病资料按照国际基层医疗分类编码(ICPC - 2)。参考 Lam CL 等对社区慢性病的研究,从编码中选取了 13 种慢性病:高血压、糖尿病、哮喘或慢性阻塞性肺病(COPD)、各种类型的心脏病、中风、膝骨关节炎、其他关节病、抑郁、癌症、慢性背痛、多关节病、其他精神疾患和偏头痛。无 13 种慢性病的就诊病人合并作为参考组。共存病定义为报告两种及以上纳入本研究的慢性病。

四、数据处理

按照已建立的计分规则对 SF - 36 维度进行计分。患者因患有 1 种以上疾病，可能被纳入不同的疾病群，因而不可能比较不同疾病组的患者。将各患病人群的 SF - 36 维度分数和参考组（无 13 种慢性病的就诊病人）做比较，协方差矩阵齐性的疾病组与参考组采用多元方差分析（Hotelling T^2 法），协方差矩阵不齐的疾病组与参考组采用 Mann-Whitney U 检验及 Bonferroni 校正。将 EQ - 5D 原始的选择项（"没问题"，"有些/中等程度的问题"，"很有问题/不能做"）重新分组，归为两类（"报告没有问题"和"报告有问题"）。每一疾病组报告有问题的比例与参考组比较，差异用 χ^2 检验。

将通科诊所就诊病人的 SF - 36 量表得分与一般人群做对比，考虑资料不一定严格吻合正态分布的要求，分析同时采用参数和非参数方法以便结果比较。以 2 分以上的统计显著性的差异作为有临床和社会意义的标准，该标准适用于维度和总分的比较。基层医疗就诊患者 EQ - 5D 量表各方面报告有问题的比例与一般人群比较，差异采用 χ^2 检验。基层医疗就诊患者 EQ - VAS 分数与一般人群比较，差异采用 T 检验。衍生于五维的 EQ INDEX 偏向于应答者健康状况的社会评价，与自我评价有所区别，因而没有进入分析。

严重病重经历、性别、年龄、婚姻状况（单身-M_1=1，丧偶-M_2=1，离婚或分居-M_3=1）、吸烟状况（吸烟-S_1=1，戒烟-S_2=1）、工作状况（退休-V_1=1，家务-V_2=1，学生-V_3=1，正在找工作-V_4=1，其他-V_5=1）、教育程度（基础教育以上/专业证书）、学位或专业资格和医疗保险（商业医疗保险-I_1=1，其他医疗保险-I_2=1）对于 SF - 36 PCS、MCS 和 EQ - VAS 的影响用多元逐步回归分析。年龄作为连续变量与 PCS、MCS、和 EQ - VAS 的非线性关系采用二项式回归进行探索，同时分析了年龄和慢性病的交互作用。调整人口学变量和共存的其他慢性病，各种疾病对 EQ - 5D 各方面报告问题比例的影响用多元 Logistic 逐步回归分析。在该模型里，EQ - 5D 各个方面是因变量（两分类）；自变量分别为疾病诊断（两分类：无作为参考值）、本人的严重病痛经历(两分类:无作为参考值)、家庭成员的严重病痛经历(两分类:无作为参考值)、性别(两分类:男性作为参考值)、年龄(连续变量)、婚姻状况(四分类:已婚或同居作为参考值,设置 3 个哑变量,单身—M_1=1,丧偶—M_2=1,离婚或分居—M_3=1)、吸烟状况(三分类:从未吸烟者作为参考值,设置 2 个哑变量,吸烟—S_1=1,戒烟—S_2=1)、工作状况(六分类:受雇于人或自己当老板作为参考值,设置 5 个哑变量,退休—V_1=1,家务—V_2=1,学生—V_3=1,正在找工作—V_4=1,其他—V_5=1)、教育程度(两分类:无作为参考值)、学位或专业资格(两分类:无作为参考值)、医疗保险(三分类:法定医疗保险作为参考值,设置 2 个哑变量,商业医疗保险—I_1=1,其他医疗保险—I_2=1)。用 EpiData2.0 建立数据库,每份问卷录入两遍,核对后形成工作数据库。所有的统计分析用 SPSS 13.0 软件。

第二节 结果与分析

一、患者的一般情况

20 个通科诊所共邀请了 1231 名就诊患者参加调查,应答率为 84.6%(1041/1231)。96.9%(1009/1041)的应答者有医生填写的就诊原因和共存病情况,32 名应答者的资料没有进入分析(来自同一诊所的 24 份问卷患病资料缺失,8 份问卷由陪同人员完成)。在 1009 份有效问卷中,男性 346 人(38.6%),女性 550 人(61.4%),平均年龄 48.46 岁(范围 15~89,SD=17.39)。428 名(42.4%)应答者没有任何 1 种调查的慢性病,377 人(37.4%)患 1 种慢性病,155 人(15.4%)同时患 2 种慢性病,45 人(4.5%)同时患 3 种慢性病,4 人(0.4%)同时患 4 种慢性病。35.1%慢性病患者患有两种及以上疾病。190 名无应答者的平均年龄为 57.05 岁(范围 14~91,SD=18.55)。其中 176 名无应答者报告原因,32.4%(57/176)因为视物困难或者阅读能力有限,无法进行自评量表调查。样本的人口学特征见表 3－1。与参考组比较,慢性病患者年龄较大,就业比例较低,受教育程度较低。

表 3 - 1　通科诊所就诊病人疾病别人口学特征

	年龄	女性比例	在婚率	就业率	受教育比例	学位或专业资格比例	法定医疗保险比例
总样本（n=1009）	48.46 ±17.39	61.4%	62.8%	50.8%	83.4%	24.0%	87.6%
参考组（n=428）	40.50 ±15.79	65.2%	58.6%	59.6%	87.3%	23.2%	86.9%
高血压（n=217）	61.50 ±13.17	54.1%	68.5%	35.5%	77.9%	26.5%	86.8%
糖尿病（n=78）	62.99 ±12.11	47.1%	73.5%	29.9%	70.6%	21.7%	88.2%
哮喘/COPD（n=54）	52.13 ±18.54	57.1%	56.3%	36.0%	81.6%	31.9%	86.0%
心脏病（n=78）	64.83 ±15.66	50.7%	60.6%	20.8%	72.2%	25.8%	89.0%
中风（n=3）	55.50 ±23.33	66.7%	66.7%	0.0%	50%	0.0%	100.0%
膝骨关节炎（n=17）	67.76 ±8.02	52.9%	82.4%	11.8%	52.9%	5.9%	76.5%
其他关节病（n=30）	61.70 ±14.63	48.0%	65.4%	34.6%	73.1%	25.0%	80.8%
抑郁（n=63）	52.23 ±17.57	83.0%	50.0%	47.4%	80.7%	17.6%	91.1%
癌症（n=38）	58.81 ±13.27	72.4%	71.9%	35.5%	78.1%	19.4%	96.9%
背痛（n=193）	51.07 ±15.23	58.1%	67.5%	53.8%	82.2%	26.8%	88.2%

续 表

	年龄	女性比例	在婚率	就业率	受教育比例	学位或专业资格比例	法定医疗保险比例
多关节炎（n=13）	55.62 ±15.26	75.0%	76.9%	38.5%	61.5%	0.0%	84.6%
精神疾病（n=29）	43.39 ±14.27	65.2%	34.8%	60.9%	82.6%	36.4%	91.3%
偏头痛（n=25）	42.05 ±12.10	90.5%	63.6%	68.2%	90.9%	22.7%	95.5%

二、慢性病组与参考组生命质量评分情况的比较

表3－2中比较了各疾病组和参考组的SF－36维度分数。中风组只有3名病人，故不进入下一步分析。除了精神疾病和偏头痛，其余慢性病与参考组相比，差别均有统计学意义。每一疾病组有1个或多个SF－36维度得分低于参考组。单因素分析显示，除了精神疾病和偏头痛，其余疾病群的PF维度得分低于参考组，差别具有统计学意义。除了癌症、精神疾病和偏头痛，其余疾病群的RP维度得分较低，差别具有统计学意义；除了糖尿病、癌症和精神疾病，其余疾病群的BP维度分数低于参考组，差别具有统计学意义；除了其他关节病、精神疾病和偏头痛，其余疾病群的GH维度分数较参考组低，差别具有统计学意义。糖尿病患者的VT维度得分高于参考组，哮喘/COPD、心脏病、抑郁和精神疾病患者的VT维度得分低于参考组，差别具有统计学意义。抑郁病人的SF维度得分较低，差别具有统计学意义。糖尿病和膝骨关节炎患者的RE维度得分高于参考组，抑郁和精神疾病患者的RE维度得分低于参考组，差别具有统计学意义。高血压和糖尿病患者的MH维度分数高于参考组，抑郁和精神疾病患者的MH维度分数低于参考组，差别具有统计学意义。抑郁病人所有8个维度的得分低于参考组，差别具有统计学意义。高血压和糖尿病患者的VT、SF、RE和MH维度分数高于参考组。

表 3 - 2　通科诊所就诊病人疾病别 SF - 36 维度分数

	PF	RP	BP	GH	VT	SF	RE	MH
参考组(n＝428)	82.83	69.12	68.57	63.97	54.10	77.70	72.62	67.03
高血压[2]** (n=217)	71.46***	58.38**	62.86**	56.27***	56.84	79.23	77.81	72.37*
糖尿病[2]** (n=78)	66.46***	56.74*	62.41	57.96**	59.14*	80.43	80.39*	75.06*
哮喘/COPD[1]*** (n=54)	68.08***	42.71***	59.53*	47.37***	47.68*	73.82	71.43	66.36
心脏病[1]*** (n=78)	59.69***	44.17***	57.19**	49.72***	46.89*	74.66	61.69	67.42
膝骨关节炎[1]*** (n=17)	62.72**	46.67**	48.76**	53.02*	57.67	80.15	89.58*	72.57
其他关节病[1]* (n=30)	63.38**	48.21*	47.41**	56.09	51.11	75.83	69.14	65.85
抑郁[2]** (n=63)	68.34***	48.88**	55.54*	54.04**	39.19***	59.02***	39.62***	46.63***
癌症[1]* (n=38)	66.59**	49.24	58.61	51.79**	51.97	71.28	63.64	63.52
背痛[1]*** (n=193)	72.23***	52.70***	49.74***	58.38**	51.76	76.48	70.88	67.20
多关节炎[1]* (n=13)	57.79***	46.15*	46.77**	46.64*	47.92	70.19	55.56	63.33
精神疾病[1] (n=29)	80.86	61.00	69.04	54.10	46.96*	66.07	53.85*	56.86*
偏头痛[1](n=25)	78.87	60.87	55.08*	60.54	49.17	75.50	84.06	68.67

　　注：* 表示 P＜0.05，** 表示 P＜0.01，*** 表示 P＜0.001；

　　1. 协方差矩阵齐性的多元方差分析（Hotelling T^2 法）：除了精神疾病和偏头痛，其余疾病组与参考组 SF - 36 维度得分差别具有统计学意义；

　　2. 协方差矩阵不齐的 Mann-Whitney U 检验及 Bonferroni 校正：疾病组与参考组 SF - 36 维度得分差别具有统计学意义

914名应答者完整回答了EQ-5D的5个方面的问题。77.4%(707/914)的应答者报告在一个或多个方面有问题。疼痛/不舒服是报告问题最多的方面(68.7%)(图3-1)。830名应答者回答了视觉模拟尺度(EQ-VAS),平均分为69.20(范围0~100,SD=19.78)。表3-3比较了各疾病组和参考组在EQ-5D各个方面报告有问题的比例。和参考组相比,患有慢性病至少提高了患者在某个方面报告有问题的比例。糖尿病、哮喘/COPD、心脏病、膝骨关节炎和背痛提高了行动受限的比例,差别具有统计学意义。各疾病组和参考组相比,在自我照顾方面报告问题的比例无差别。哮喘/COPD、背痛、癌症、抑郁和精神疾病提高了日常活动受限的比例,差别具有统计学意义。除了糖尿病、癌症和精神疾病,其余疾病患者报告疼痛/不舒服的比例高于参考组,差别具有统计学意义。抑郁和精神疾病提高了焦虑/沮丧的比例,差别具有统计学意义;尽管差别不具有统计学意义,高血压、糖尿病、心脏病和偏头痛明显降低了焦虑/沮丧的比例。

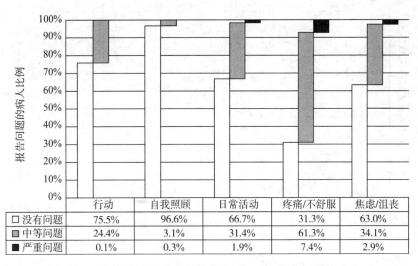

	行动	自我照顾	日常活动	疼痛/不舒服	焦虑/沮丧
□ 没有问题	75.5%	96.6%	66.7%	31.3%	63.0%
▨ 中等问题	24.4%	3.1%	31.4%	61.3%	34.1%
■ 严重问题	0.1%	0.3%	1.9%	7.4%	2.9%

图3-1 德国通科诊所就诊病人EQ-5D报告问题构成

表 3-3 通科诊所就诊病人疾病别 EQ-5D 量表各方面报告问题的比例

报告问题的人数(比例)

	行动	自我照顾	日常活动	疼痛/不舒服	焦虑/沮丧
参考组(n=428)	83(20.0%)	10(2.4%)	120(29.0%)	248(60.2%)	149(35.8%)
高血压(n=217)	49(25.5%)	7(3.6%)	48(25.4%)	134(70.2%)*	54(28.4%)
RR(95%CI)	1.27(0.94~1.73)	1.51(0.58~3.90)	0.88(0.66~1.17)	1.17(1.03~1.32)	0.79(0.61~1.03)
糖尿病(n=78)	24(34.8%)**	2(3.0%)	17(25.0%)	45(65.2%)	20(29.0%)
RR(95%CI)	1.74(1.19~2.53)	1.23(0.28~5.50)	0.86(0.56~1.34)	1.08(0.90~1.31)	0.81(0.55~1.20)
哮喘/COPD(n=54)	18(36.0%)*	4(8.0%)	23(46.0%)*	39(78.0%)*	21(42.9%)
RR(95%CI)	1.80(1.18~2.72)	3.30(1.08~10.14)	1.59(1.13~2.22)	1.30(1.10~1.53)	1.20(0.84~1.70)
心脏病(n=78)	21(31.3%)*	3(4.5%)	25(37.9%)	49(75.4%)*	20(29.9%)
RR(95%CI)	1.56(1.04~2.34)	1.85(0.52~6.55)	1.31(0.93~1.84)	1.25(1.07~1.47)	0.83(0.56~1.23)
膝骨关节炎(n=17)	9(56.3%)**	1(6.3%)	6(37.5%)	16(94.1%)**	6(35.3%)
RR(95%CI)	2.81(1.75~4.50)	2.58(0.35~18.96)	1.29(0.68~2.48)	1.56(1.36~1.80)	0.98(0.51~1.90)
其他关节病(n=30)	9(36.0%)	2(8.3%)	9(37.5%)**	21(84.0%)*	9(36.0%)
RR(95%CI)	1.80(1.03~3.13)	3.44(0.80~14.84)	1.29(0.76~2.22)	1.40(1.16~1.68)	1.00(0.59~1.72)
抑郁(n=63)	17(30.4%)	1(1.8%)	26(47.3%)**	41(75.9%)**	45(83.3%)***
RR(95%CI)	1.51(0.97~2.35)	0.74(0.10~5.65)	1.63(1.19~2.24)	1.26(1.06~1.49)	2.33(1.95~2.77)

续 表

报告问题的人数（比例）

	行动	自我照顾	日常活动	疼痛/不舒服	焦虑/沮丧
癌症（$n=38$）	11(31.4%)	0(0%)	19(54.3%)**	26(74.3%)	16(47.1%)
RR(95%CI)	1.57(0.93~2.65)	—	1.87(1.33~2.63)	1.23(1.00~1.52)	1.31(0.90~1.92)
背痛（$n=193$）	50(28.4%)*	8(4.6%)	73(41.2%)**	146(83.4%)***	61(34.7%)
RR(95%CI)	1.42(1.05~1.92)	1.90(0.76~4.73)	1.42(1.13~1.79)	1.39(1.25~1.54)	0.97(0.76~1.23)
多关节炎（$n=13$）	4(30.8%)	1(7.7%)	5(38.5%)	13(100%)**	7(53.8%)
RR(95%CI)	1.54(0.66~3.55)	3.18(0.44~23.01)	1.33(0.66~2.68)	1.66(1.54~1.80)	1.50(0.89~2.53)
精神疾病（$n=29$）	3(11.1%)	1(3.6%)	13(48.1%)*	20(71.4%)	17(63.0%)**
RR(95%CI)	0.55(0.19~1.64)	1.48(0.20~11.12)	1.66(1.09~2.53)	1.19(0.93~1.52)	1.76(1.28~2.41)
偏头痛（$n=25$）	7(29.2%)	0(0%)	5(20.8%)	20(83.3%)*	6(25.0%)
RR(95%CI)	1.46(0.76~2.79)	—	0.72(0.32~1.59)	1.38(1.14~1.68)	0.70(0.34~1.41)

注：*表示 $P<0.05$，**表示 $P<0.01$，***表示 $P<0.001$，疾病组和参考组报告问题比例的差别用 χ^2 检验（自由度=1）；

RR=疾病组报告问题的相对危险度

三、就诊者与一般人群 SF‑36 量表得分的比较

通科诊所就诊病人的 SF‑36 得分和一般人群的比较见图 3‑2 及表 3‑4。参数和非参数方法得出完全一致的结果。通科诊所病人每个 SF‑36 维度的得分和总分低于一般人群,差别有统计学意义($P<$ 0.001)。分数相差最多的是有关日常角色限制的维度(RP 和 RE)。

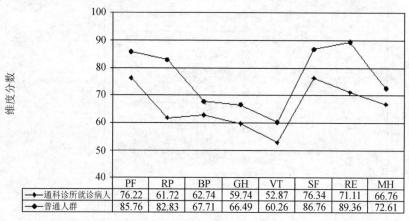

	PF	RP	BP	GH	VT	SF	RE	MH
◆通科诊所就诊病人	76.22	61.72	62.74	59.74	52.87	76.34	71.11	66.76
◆普通人群	85.76	82.83	67.71	66.49	60.26	86.76	89.36	72.61

图 3‑2　德国通科诊所就诊病人和普通人群 SF‑36 维度分数

表 3‑4　德国通科诊所就诊病人 SF‑36 维度分数与一般人群比较

	均数	T^1	P	中位数(四分位数间距)	Z^2	P
PF						
通科诊所就诊病人	76.22 (24.95)	11.56	<0.001	85.00 (34.72)	−13.94	<0.001
一般人群	85.76 (20.37)			95.00 (20.00)		
RP						
通科诊所就诊病人	61.72 (41.94)	14.74	<0.001	75.00 (75.00)	−16.93	<0.001
一般人群	82.83 (32.35)			100.00 (25.00)		

续　表

	均数	T^1	P	中位数（四分位数间距）	Z^2	P
BP						
通科诊所就诊病人	62.74 (28.81)	5.11	<0.001	62.00 (59.00)	-4.56	<0.001
一般人群	67.71 (25.90)			72.00 (49.00)		
GH						
通科诊所就诊病人	59.74 (19.06)	10.32	<0.001	62.00 (27.00)	-10.42	<0.001
一般人群	66.49 (18.24)			67.00 (27.00)		
VT						
通科诊所就诊病人	52.87 (20.05)	10.85	<0.001	55.00 (30.00)	-10.73	<0.001
一般人群	60.26 (17.83)			60.00 (25.00)		
SF						
通科诊所就诊病人	76.34 (24.49)	12.81	<0.001	87.50 (37.50)	-14.38	<0.001
一般人群	86.76 (19.64)			100 (25.00)		
RE						
通科诊所就诊病人	71.11 (40.23)	13.42	<0.001	100 (66.67)	-16.81	<0.001
一般人群	89.36 (26.50)			100 (0)		

续　表

	均数	T^1	P	中位数（四分位数间距）	Z^2	P
MH						
通科诊所就诊病人	66.76 (19.37)	8.90	<0.001	68.00 (31.25)	−8.64	<0.001
一般人群	72.61 (16.64)			76.00 (20.00)		
PCS						
通科诊所就诊病人	45.20 (11.06)	8.43	<0.001	47.34 (16.69)	−8.82	<0.001
一般人群	48.50 (9.34)			50.97 (10.94)		
MCS						
通科诊所就诊病人	46.88 (11.83)	9.82	<0.001	49.75 (17.17)	−8.79	<0.001
一般人群	50.95 (8.71)			53.05 (9.58)		

注：1. T 检验；

2. Mann-Whitney U 检验

表 3-5 比较了通科诊所就诊病人和一般人群在 EQ-5D 量表各个方面报告有问题的比例。除了自我照顾方面，就诊病人报告问题的比例均高于一般人群，差异有统计学意义（P<0.001）。就诊病人的 EQ-VAS 得分也低于一般人群（69.2 vs 77.4，P<0.001）。

表 3-5　德国通科诊所就诊病人与一般人群在 EQ-5D 各个方面报告有问题的比例

	通科诊所就诊病人			一般人群
	中等问题	严重问题	中等/严重问题	中等/严重问题
行动	24.4%	0.1%	24.5%	17%[***]
自我照顾	3.1%	0.3%	3.4%	3%

续　表

	通科诊所就诊病人			一般人群
	中等问题	严重问题	中等/严重问题	中等/严重问题
日常活动	31.4%	1.9%	33.3%	10%***
疼痛/不舒服	61.3%	7.4%	68.7%	28%***
焦虑/沮丧	34.1%	2.9%	37.0%	4%***

注：* 表示 $P<0.05$，** 表示 $P<0.01$，*** 表示 $P<0.001$，就诊病人和一般人群报告问题比例的差别用 χ^2 检验（自由度＝1）

四、生命质量的影响因素分析

多元线性逐步回归显示，膝骨关节炎、背痛、本人的严重病痛经历、年龄、单身或丧偶、正在找工作是 SF‐36 的 PCS 低分的预报因子。抑郁、精神疾病、本人的严重病痛经历、离婚或分居作为危险因素，糖尿病、膝骨关节炎、背痛和年龄作为保护因素，进入 SF‐36 MCS 的回归方程。哮喘/COPD、抑郁、癌症、本人的严重病痛经历、正在找工作是 EQ‐VAS 低分的危险因素，而教育程度高是 EQ‐VAS 高分的预报因子（表 3‐6）。线性回归模型的残差近似正态分布。

表 3‐6　SF‐36 总分和 EQ‐VAS 的多元逐步回归模型

变量	PCS($R^2=0.206$)	MCS($R^2=0.178$)偏回归系数	EQ‐VAS($R^2=0.116$)偏回归系数
高血压	NS	NS	NS
糖尿病	NS	5.19*	NS
哮喘/COPD	NS	NS	−10.69*
心脏病	NS	NS	NS
膝骨关节炎	−12.14**	9.17*	NS
其他关节病	NS	NS	NS
抑郁	NS	−9.46***	−12.66**
癌症	NS	NS	−15.11**

续　表

变量	PCS($R^2 = 0.206$)	MCS($R^2 = 0.178$) 偏回归系数	EQ - VAS($R^2 = 0.116$) 偏回归系数
背痛	-5.44***	3.40*	NS
多关节炎	NS	NS	NS
精神疾病	NS	-7.83*	NS
偏头痛	NS	NS	NS
本人的严重 病痛经历	-3.66***	-5.48***	-7.70***
年龄	-0.18***	0.14***	NS
单身	-3.82**	NS	NS
丧偶	-4.78*	NS	NS
离婚或分居	NS	-7.72**	NS
正在找工作	-6.58*	NS	-10.62*
教育程度	NS	NS	7.98*
常数项	58.99***	42.35***	67.87***

注：＊表示 $P < 0.05$，＊＊表示 $P < 0.01$，＊＊＊表示 $P < 0.001$；
NS：0.05 水平不显著，没有进入方程

表 3 - 7 是 EQ - 5D 各个方面的多元 Logistic 逐步回归结果。EQ - 5D 各个方面的 OR(Odds Ratio)值是调整人口因素和共存病后，特定疾病和参考组中报告有问题和报告无问题的比数比。调整人口因素和共存病后，慢性病对于日常活动受限、疼痛/不舒服的作用变得不具有统计学意义。膝骨关节炎和其他关节病增加了行动受限的危险；哮喘/COPD 和多关节炎增加了自我照顾困难的可能性，但可信区间范围很大。抑郁显著增加焦虑/沮丧的可能性，而高血压减小这一可能。本人的严重病痛经历增加了所有 EQ - 5D 方面问题的可能性，家庭成员的严重病痛经历使疼痛/不舒服的危险性增加。与已婚或同居相比，丧偶增加了行动受限的危险，单身、离婚或分居使日常活动受限和焦虑/沮丧的可能性增大，离婚或分居尤甚。糖尿病、心脏病、癌症、背痛、精神疾病和偏头痛没有显示对 EQ - 5D 各方面的独立作用。

表 3 - 7　EQ - 5D 报告问题的多元 Logistic 逐步回归模型

报告问题的 OR 值(95％CI)

	行动	自我照顾	日常活动	疼痛/不舒服	焦虑/沮丧
高血压	NS	NS	NS	NS	0.44(0.23 ～0.84)*
糖尿病	NS	NS	NS	NS	NS
哮喘/COPD	NS	9.36(2.01 ～43.67)**	NS	NS	NS
心脏病	NS	NS	NS	NS	NS
膝骨关节炎	9.46(1.69 ～53.01)*	NS	NS	NS	NS
其他关节病	5.09(1.23 ～21.12)*	NS	NS	NS	NS
抑郁	NS	NS	NS	NS	19.70(4.45 ～87.23)***
癌症	NS	NS	NS	NS	NS
背痛	NS	NS	NS	NS	NS
多关节炎	NS	11.54(1.01 ～132.32)*	NS	NS	NS
精神疾病	NS	NS	NS	NS	NS
偏头痛	NS	NS	NS	NS	NS
本人的严重病痛经历	1.94(1.14 ～3.30)*	12.45(1.53 ～101.39)*	1.87(1.21 ～2.88)**	1.78(1.11 ～2.87)*	2.50(1.60 ～3.90)***
家庭成员的严重病痛经历	NS	NS	NS	1.87(1.16 ～3.01)*	NS
单身	NS	NS	1.83(1.15 ～2.93)*	NS	1.93(1.20 ～3.13)**
丧偶	3.14(1.18 ～8.31)*	NS	NS	NS	NS
离婚或分居	NS	NS	4.82(2.09 ～11.12)***	NS	2.71(1.14 ～6.47)*

注：* 表示 $P < 0.05$，** 表示 $P < 0.01$，*** 表示 $P < 0.001$

表 3-8 显示 SF-36 总分、EQ-VAS 得分与年龄、年龄的平方、年龄的立方之间的回归关系。年龄与 MCS、EQ-VAS 得分呈非线性关系（$P<0.05$）。MCS 得分最初随着年龄增长而下降，然后逐步增高。EQ-VAS 得分趋势与之相反。年龄与 PCS 得分呈线性关系。由于年龄和高血压之间存在正向的交互作用（$P<0.05$），两者联合作用对 PCS 得分的负面影响减弱。年龄与其他慢性病之间没有发现交互作用。

表 3-8 年龄与 SF-36 总分、EQ-VAS 的回归模型

	PCS		MCS		EQ-VAS[c]	
	$\beta^a(SE)^b$	P	$\beta(SE)$	P	$\beta(SE)$	P
年龄	−0.219 (0.022)	<0.001	−1.210 (0.503)	0.016	0.514 (0.232)	0.027
年龄的平方			0.031 (0.011)	0.005	−0.007 (0.002)	0.006
年龄的立方			<0.001 (<0.001)	0.003		
常数项	55.459 (1.091)	<0.001	57.971 (7.124)	<0.001	61.367 (5.216)	<0.001
F	99.931	<0.001	12.104	<0.001	7.421	0.001
R^2	0.110		0.043		0.019	

注：a. β：回归系数；

b. SE：标准差

第三节 讨论与建议

一、研究结果的分析讨论

德国通科诊所的连续样本显示，慢性病患者的生命质量低于参考组（无 13 种慢性病的病人）。除了精神疾病，与参考组比较，慢性病患者生命质量躯体领域的损害大于心理领域的损害。德国通科诊所病人SF-36量表各维度分数及生理、心理总分远低于一般人群；EQ-5D量表，除了自我照顾方面，其他方面就诊病人报告的问题也较一般人群多。在控制了人口学变量，如年龄、性别、婚姻状况、就业状况、吸烟状况、教育程度、学位或专业资格、医疗保险以及自我报告的严重疾病经历，我们发现，膝骨关节炎和背痛是SF-36 PCS低分的预报因子，抑郁和精神疾病是SF-36 MCS低分的预报因子，哮喘/COPD、抑郁和癌症是EQ-VAS低分的危险因素。

研究中有20%的就诊患者患有至少一种调查的慢性病。在以往的研究中，基层医疗中共存病的比例变异较大，有3.6%、16.2%和29.7%，这与不同研究纳入的疾病不同有关。通科诊所研究期间就诊患者中共存病的比例可能高于诊所所有登记患者中共存病的比例。因此，在研究方法学、目标人群以及调查的疾病类型和数量不同的情况下很难比较这些研究。

单因素分析表明，慢性病患者的生命质量低于参考组（无13种慢性病的病人）。除了精神疾病，与参考组比较，慢性病患者生命质量躯体领域的损害大于心理领域的损害。抑郁症患者经历躯体和心理健康的双重损害，而高血压和糖尿病患者的心理健康状况优于参考组，与其他研究结果一致。需注意的是，已有结果反映了疾病、共存病和人口因素的联合作用。在本研究的多元逐步回归模型中，抑郁明显降低SF-36 MCS分数；对躯体健康的负效应不再显现。背痛对心理健康有正效应。其他慢性疾病的表现较为"中性"。Rijken M等人评估了心血管疾病、癌症、关节炎、慢性呼吸道疾病、糖尿病以及甲状腺功能减退对患者生命质量的独立影响和联合影响。他们发现6个诊断组的躯体功能均受损，但心理健康状况与一般人群具有可比性。另外两项研究也发现，共存病对躯体造成的损伤远大于心理伤害。

生命质量是主观的评价，与个人的生活期望有关。患有威胁生命疾病或慢性病的患者在长期病程中可能适应患病状态。这一适应过程的重要调节因子是"反应转移"，包括改变内在标准、价值观和生命质量内容的重构。老年和慢性病患者会下调他们的生活期望，如果病情稳定，没有并发症，他们会有较高的生活满意度。我们的研究结果表明，老年患者的心理更为健康；与一般的老年患者或高血压患者相比，老年的高血压患者所报告的躯体健康的下降要低于衰老和高血压这两个影响因素对躯体健康的影响之和。尽管许多慢性疾病会引起严重的威胁生命的并发症，降低期望寿命，但在这些不良结局产生之前有很长的"静息期"，无症状状态不太可能影响生命质量。

最小临床重要差异（Clinically Important Difference，CID）反映的是对患者或医生而言有意义的生命质量的变化（改善或降低）。患者报告结果工具的 CID 依赖于评估者和评估方法，不同的问卷、不同人群和研究背景，CID 可能不同。已有研究提出，在类风湿关节炎患者中，将 2.5～5 分作为 SF - 36 PCS 或 MCS 总分的 CID，5～10 分作为 SF - 36 量表维度分数的 CID。心脏病专家组建立的 SF - 36 量表的 CID 一般高于哮喘和慢性阻塞性肺病专家组建立的 SF - 36 量表 CID，两者都远高于类风湿关节炎患者产生的 SF - 36 量表 CID 的阈值。当然，在不同的方法中也有共性。例如，SF - 6D 量表和 EQ - 5D 量表的 CID 在各自的效用分数范围内是按比例变化和对等的。在大多数情况下，对于慢性病患者的生命质量评估，如果没有更具体的疾病信息，50％的 SD 可作为重要的默认值。在本研究中，就诊病人和一般人群在涉及日常角色限制的维度（RP 和 RE）和社会功能（SF）维度的差异超过了 50％的 SD。这有助于医生对病人的初步评估和治疗。

SF - 36 量表和 EQ - 5D 量表是生命质量评估的通用量表，可评估不同的健康状况；因此适用于基层医疗。SF - 36 量表测量的是过去 4 周的健康状况；而 EQ - 5D 量表测量的是当天的健康状况。SF - 36 量表的优势在于广泛地涵盖了生命质量的主要领域；而 EQ - 5D 量表内容简短，在不同的人群具有可比性，还可以用于卫生经济学评估（基于偏好的测量）。除了躯体疼痛维度（SF - 36）和疼痛/不适方面（EQ - 5D）的相关性为 0.57，心理健康维度（SF - 36）和焦虑/抑郁方面（EQ - 5D）的相关性为 0.50，SF - 36 与 EQ - 5D 两量表的相关性系数低于 0.50（Cohen J 认为大于 0.5 为高相关）。由于 EQ 量表各方面选择项有限（3 水平），当用于测量相对健康人群时可能会出现天花板效应。鉴于两量表不同的测量特性,我们希望用 SF-36 量表和 EQ-5D 量表共同测量人群的生命质量,以获取更多有意义的信息。在本研究中,两量表的测评都反映了慢性病人相近的维度/方面的分数较参考组低,也发现除了抑郁症和其他精神病患者,慢性病人并没有报告心理状态受损害。尽管两量表都旨在测量生命质量,但它们的测量重点还是有所区别。例如,膝骨关节炎和背痛是 SF-36 PCS 得低分的预报因子,但两者都不是 EQ-VAS 得分的危险因子。哮喘/COPD、抑郁和癌症是 EQ-VAS 得分的危险因子,但只有抑郁对 SF-36 MCS 得分有负作用。与一般人群相比,通科诊所的就诊病人在 SF-36 各个维度的得分和总分均较低。但是在 EQ-5D 量表的自我照顾方面,两者报告问题的比例没有差别。

本研究发现的人口学变量与生命质量的关系,总体与文献研究结果一致。严重的病痛经历与生命质量得分呈负相关。年老者躯体健康状况较差,但心理健康状况较好。独居者的生命质量较差。教育程度与生命质量得分呈正相关,而失业为负相关。家庭成员的疾病经历会对研究对象有负面影响。由于本研究是横截面研究,所得结果不能判断因果关系,因此仍需要基层医疗领域进一步的队列研究来探讨这些人口学变量与生命质量之间的关系,以更好地诠释研究因素的临床意义。

二、本研究的局限性

参加本研究的通科诊所都是经过知情同意的。各种健康问题的连续就诊病人被纳入调查范围,尽管这仍是一个方便样本,但因为最终的观察对象是患者,地区差别和诊所特征都不会显著地影响样本构成。纳入的诊所对于所属地区有一定的代表性。当然,我们的调查结果不能外推至其他国家,因为基层医疗的生态在不同的卫生体系下各有特点。另外,调查只涉及前来诊所就诊的病人,没有包括出诊病人。同时,季节混杂因素也不能避免。在调查年(月)中,病人会因季节相关的健康问题就诊。

基层医疗中就诊患者和社区中状态稳定的患者的生命质量是有差别的。有些疾病表现得特别明显。例如,以背痛作为就诊原因的患者会报告更多的疼痛和角色限制（较社区中状态稳定的背痛患者）；而以高血压就诊的患者可能仅仅只是常规测血压和配药。连续就诊的病人样本有一个偏倚：病人的就诊频率不同，就诊频率高的患者（更严重的患者）被选择的可能性高。因而，本研究可能不能外推至基层医疗就诊频率低的患者。每个诊所至少需要完成 50 份问卷，我们估计大约 2～3 天就可以完成调查。单个病人被重复调查的概率可以忽略不计，然而，仍可能存在不同诊所的病人聚集现象。无应答者年龄较大，因而基层医疗中的患病情况可能被低估，对这一人群生命质量的评价也会受影响。

本研究的多关节炎和偏头痛的样本量太小，可能无法显示对一个较小效应的统计显著性，提示有 Ⅱ 型错误存在的可能。多重假设检验提示有假阳性（Ⅰ 型错误）的可能。在本研究中，由医生记录患者有无慢性病，能够排除因病人个人因素造成的混杂偏倚。但是，我们并没有评估疾病的严重程度，这解释了疾病在多元回归模型中解释比例小的原因（$R^2 = 0.116 \sim 0.206$）。Fortin M 等人运用累积疾病评定量表（Cumulative Illness Rating Scale，CIRS）评估基层医疗中疾病的严重程度，能够更好地解释与生命质量的联系。

三、结论

本研究的结果发现，德国通科诊所就诊的慢性病患者与无慢性病的就诊患者和一般人群相比，显示了一个显著的疾病负担，尤其在生理健康领域。膝骨关节炎和背痛是 SF - 36 PCS 低分的预报因子，抑郁和精神疾病是 SF - 36 MCS 的危险因素。哮喘/COPD、抑郁和癌症是 EQ - VAS 的危险因素。本研究的发现有助于卫生工作者从患者角度关注基层医疗的重点疾病。基层医疗中不同慢性病生命质量分数的临床重要差异需要在今后的研究中予以确认。就诊频率高和低的患者应有同等的机会纳入研究，这样研究结果更具外推性。今后的研究也可观察疾病类型和严重性对生命质量的独立影响，以及纵向研究验证人口学因素与生命质量的联系。生命质量评价中的反应转移现象需要积累更多的研究证据。

参考文献

1. Akker M van den, Buntinx F, Metsemakers JF, et al. Multimorbidity in general practice: prevalence, incidence, and determinants of co-occurring chronic and recurrent diseases[J]. J Clin Epidemiol, 1998, 51: 367 - 375.

2. Alison PJ, Locker D, Feine JS. Quality of life: a dynamic construct[J]. Soc Sci Med, 1997, 45: 221 - 230.

3. Brodaty H, Green A. Who cares for the carer? The often forgottenpatient[J]. Aust Fam Physician, 2002, 31: 833 - 836.

4. Brooks R. EuroQol: the current state of play[J]. Health Policy, 1996,37: 53 - 72.

5. Bullinger M, Kirchberger I. SF - 36 Health Survey: manual and interpretation guide[M]. Goettingen: Hogrefe-Verlag, 1998.

6. Cheng L, Cumber S, Dumas C, et al. Health related quality of life in pregeriatric patients with chronic diseases at urban, public supported clinics[J]. Health Qual Life Outcomes, 2003, 1: 63.

7. Cohen J. A power primer[J]. Psychol Bull, 1992, 112: 155 - 159.

8. Kurth BM, Ellert U. The SF - 36 questionnaire and its usefulness in population studies: results of the German Health Interview and Examination Survey 1998 [J]. Soz Praventivmed, 2002,47: 266 - 277.

9. Elliott BA, Renier CM, Haller IV, et al. Health-related quality of life (HRQOL) in patients with cancer and other concurrent illnesses[J]. Qual Life Res, 2004, 13: 457 - 462.

10. European Observatory on Health Care Systems. Health care systems in transition-Germany[R]. European Observatory on Health Care Systems, 2000.

11. Fortin M, Bravo G, Hudon C, et al. Relationship between

multimorbidity and healthrelatedquality of life of patients in primary care[J]. Qual Life Res, 2006, 15: 83 - 91.

12. Gervas J, Perez FM, Starfield BH. Primary care, financing and gate keeping in western Europe[J]. Fam Pract, 1994, 11: 307 - 317.

13. Konig HH, Bernert S, Angermeyer MC. Gesundheitszustand der deutschen Bevoelkeruzng: Ergebnisse einer repraesent ativen Befragung mit dem EuroQol-Instrument[J]. Gesundheitswesen, 2005, 67: 173 - 182.

14. Kosinski M, Zhao SZ, Dedhiya S, et al. Determining minimally important changes in generic and disease specific health-related quality of life questionnaires in clinical trials of rheumatoid arthritis[J]. Arthritis Rheum, 2000, 43: 1478 - 1487.

15. Kosinski M, Kujawski SC, Martin R, et al. Health-related quality of life in early rheumatoidarthritis: impact of disease and treatment response[J]. Am J Manag Care, 2002, 8: 231 - 240.

16. Lam CL, Lauder IJ. The impact of chronic diseases on the health-related quality of life (HRQOL) of Chinese patients in primary care[J]. Fam Pract, 2000, 17: 159 - 166.

17. Lee ML, Yano EM, Wang M, et al. What patient population does visit-based sampling in primary care settings represent[J]. Med Care, 2002, 40: 761 - 770.

18. Low JT, Payne S, Roderick P. The impact of stroke on informal carers: a literature review[J]. Soc Sci Med, 1999, 49: 711 - 725.

19. Lubetkin EI, Jia H, Gold MR. Construct validity of the EQ - 5D in low-income Chinese American primary care patients[J]. Qual Life Res, 2004, 13: 1459 - 1468.

20. Norman GR, Sloan JA, Wyrwich KW. Interpretation of changes in health-related quality of life: the remarkable universality of half a standard deviation[J]. Med Care, 2003, 41: 582 - 592.

21. Rijken M，van Kerkhof M，Dekker J，et al.，Comorbidity of chronic diseases：effects of disease pairs on physical and mental functioning[J]. Qual Life Res，2005，14：45 − 55.

22. Schellevis FG，Velden J van der，Lisdonk E van de，et al. Comorbidity of chronic diseases in general practice [J]. J Clin Epidemiol，1993，46：469 − 473.

23. Schwartz CE，Sprangers MA. Methodological approaches for assessing response shift in longitudinal health-related quality-of-life research[J]. Soc Sci Med，1999，48：1531 − 1548.

24. Sprangers MA，Schwartz CE. Integrating response shift into health-related quality of life research：a theoretical model[J]. Soc Sci Med，1999，48：1507 − 1515.

25. Sprangers MA，de Regt EB，Andries F，et al. Which chronic conditions are associated with better or poorer quality of life [J]. J Clin Epidemiol，2000,53：895 − 907.

26. Stewart AL，Greenfield S，Hays RD，et al. Functional status and well-being of patients with chronic conditions. Results from the Medical Outcomes Study[J]. JAMA，1989，262：907 − 913.

27. Walters SJ，Brazier JE. Comparison of the minimally importantdifference for two health state utility measures：EQ − 5D and SF − 6D[J]. Qual Life Res，2005，14：1523 − 1532.

28. Ware JE，Snow KK，Kosinski M，et al. SF − 36 Health Survey manual and interpretation guide[M]. Boston：The Health Institute，New England Medical Center，1993.

29. Wells KB，Stewart A，Hays RD，et al. The functioning and well-being of depressed patients. Results from the Medical Outcomes Study[J]. JAMA，1989，262：914 − 919.

30. Wensing M，Vingerhoets E，Grol R. Functional status，health problems，age and comorbidity in primary care patients[J]. Qual Life Res，2001，10：141 − 148.

31. WHO Statistical Information System. Selected country indicators[EB/OL]. (2003 - 08 - 15). http：//www3. who. int/ whosis/country/indicators. cfm.

32. WONCA International Classification Committee. International Classification of Primary Care—ICPC - 2 (German translation)[M]. Wien：Springer-Verlag，2001.

33. Woolf SH，Rothemich SF，Johnson RE，et al. The functional status of inner-city primary care patients. Diminished function in a family practice population and its potentialdeterminants[J]. Fam Pract，1998，47：312 - 315.

34. Wyrwich KW，Tierney WM，Babu AN，et al. A comparison of clinically important differences in health related quality of life for patients with chronic lung disease，asthma，or heart disease[J]. Health Serv Res，2005，40：577 - 591.

35. Wyrwich KW，Metz SM，Kroenke K，et al. Measuring patient and clinician perspectives to evaluate change in health-related quality of life among patient swith chronic obstructive pulmonary disease[J]. Gen Intern Med，2007，22：161 - 170.

第四章 浙江省社区卫生服务常见慢性病患者的生命质量研究

我国在 20 世纪 70 年代建立了一个三级卫生服务网络。城市卫生网络包括街道卫生院、省(市、区)医院和大学附属医院；农村卫生网络包括村卫生室、乡镇卫生院和县医院。基层医疗由基层医疗单位(街道卫生院和村卫生室)提供，一般不包括住院服务，病人可自由选择就医地点和医生，没有严格的地理范围限制。然而三级卫生服务网络在随后三十多年的经济改革中受到了不同程度的削弱。

当前，城市化、老龄化加速发展，慢性病的发病率增加都迫切需要基层医疗在卫生服务体系中发挥重要的作用，提高生命质量和健康期望寿命成为医学的优先策略之一。随着全国卫生改革的推进和城镇职工基本医疗保险在全国的确立，基层医疗处于发展的转型期。基层医疗逐渐由社区卫生服务中心(站)来提供。2013 年底，全国已设立社区卫生服务中心(站)33965 个，其中，社区卫生服务中心 8488 个，社区卫生服务站25477 个。与上一年相比，社区卫生服务中心增加 306 个，社区卫生服务站增加 97 个。2013 年，全国社区卫生服务中心(站)诊疗人次 5.1 亿人次，入院人数 292.1 万人，门诊和住院量均比上一年增加。

本研究是中德基层医疗生命质量比较研究的中国部分，拟了解浙江省社区卫生服务就诊病人的健康相关生命质量，从病人角度了解疾病负担，并探讨慢性病对健康相关生命质量的影响。

第一节 资料来源与方法

一、调查对象

邀请信发往浙江省卫生行政部门提供的 205 家社区卫生服务中心

（站），25 个中心（站）愿意参加研究。调查资料包在调查前送达各个参加单位，内容包括：① 机构及医生邀请信；② 致医生的调查说明；③ 调查步骤；④ 致病人信；⑤ 无应答登记；⑥ 就诊原因及患病情况登记；⑦ 调查问卷。调查时，浙江大学社会医学与全科医学研究所提供电话和现场指导。调查时间为 2003 年 7 月。每个调查点从确定的调查时间开始，连续邀请 14 岁以上的患者在就诊前进行自填量表调查。每一位病人把完成的问卷装入匿名的信封，在就诊时将信封交给医生。医生在就诊结束时在信封背面记录最多三个就诊疾病诊断和三个共存病。每个调查点至少完成 50 份调查，同时登记无应答者的一般情况。该研究方案通过了浙江大学医学院伦理委员会审批，所有参与者签署了知情同意书。

二、研究内容及评定工具

调查问卷包括中文版 SF－36 量表、EQ－5D 量表和一般人口学问题。SF－36 量表包括 36 个条目，测量 8 个维度：生理功能（PF）、生理职能（RP）、躯体疼痛（BP）、总体健康（GH）、活力（VT）、社会功能（SF）、情感职能（RE）和精神健康（MH）。在 8 个维度基础上，可计算生理健康总分（PCS）和心理健康总分（MCS）。各维度和总分的取值范围均为 0～100 分，分数越高表明健康状态越好。SF－36 量表在评价人群健康、评估不同疾病负担、监测疾病进展和疗效评价方面已积累了较多的研究证据。EQ－5D 量表由两部分构成：第一部分，应答者报告在行动、自我照顾、日常活动、疼痛/不舒服、焦虑/沮丧表 5 个方面存在问题的程度；第二部分，应答者在视觉模拟尺度（VAS）上标记他们总的健康感觉。一般人口学问题包括严重病痛经历、性别、年龄、婚姻状况、工作状况、吸烟状况、教育程度、学位或专业资格、医疗保险等信息。

三、疾病编码

诊断和共存病资料按照国际基层医疗分类编码（ICPC－2）。参考 Lam CL 等对社区慢性病的研究，从编码中选取了 13 种慢性病：高血压、糖尿病、哮喘或慢性阻塞性肺病（COPD）、各种类型的心脏病、中风、膝骨关节炎、其他关节病、抑郁、癌症、慢性背痛、多关节炎、其他精神疾患和偏头痛。其他疾病在本研究中合并作为参考组。

四、数据处理

按照已建立的计分规则对 SF-36 维度进行计分。将各患病人群的 SF-36 维度分数和参考组（无 13 种慢性病的就诊病人）做比较，协方差矩阵齐性的疾病组与参考组采用多元方差分析（Hotelling T^2 法），协方差矩阵不齐的疾病组与参考组采用 Mann-Whitney U 检验及 Bonferroni 校正。将社区卫生服务就诊病人的 SF-36 得分与一般人群做对比，考虑资料不一定严格吻合正态分布的要求，分析同时采用参数和非参数方法以便结果比较。以 2 分以上的统计显著性的差异作为有临床和社会意义的标准，该标准适用于维度和总分的比较。疾病诊断、本人的严重病痛经历、家庭成员的严重病痛经历、性别、年龄、婚姻状况（单身－$M_1=1$，丧偶－$M_2=1$，离婚或分居－$M_3=1$）、吸烟状况（吸烟－$S_1=1$，戒烟－$S_2=1$）、工作状况（退休－$V_1=1$，家务－$V_2=1$，学生－$V_3=1$，正在找工作－$V_4=1$，其他－$V_5=1$）、教育程度、学位或专业资格和医疗保险（商业医疗保险－$I_1=1$，其他医疗保险－$I_2=1$）对于 SF-36 PCS、MCS 和 EQ-VAS 的影响用多元逐步回归分析。

将 EQ-5D 原始的选择项（"没问题"，"有些/中等程度的问题"，"很有问题/不能做"）合并归为两类（"报告没有问题"和"报告有问题"）。每一疾病组报告有问题的比例与参考组比较，采用 χ^2 检验。调整人口学变量和共存的其他慢性病，各种疾病对 EQ-5D 各方面报告问题比例的影响用多元 Logistic 逐步回归分析。在该模型里，EQ-5D 各个方面是否有问题是因变量（两分类）；自变量分别为疾病诊断（两分类：无作为参考值）、本人的严重病痛经历（两分类：无作为参考值）、家庭成员的严重病痛经历（两分类：无作为参考值）、性别（两分类：男性作为参考值）、年龄（连续变量）、婚姻状况（四分类：已婚或同居作为参考值，单身－$M_1=1$，丧偶－$M_2=1$，离婚或分居－$M_3=1$）、吸烟状况（三分类：从未吸烟者作为参考值，吸烟－S1＝1，戒烟－S2＝1）、工作状况（六分类：受雇于人或自己当老板作为参考值，退休－$V_1=1$，家务

$-V_2=1$,学生$-V_3=1$,正在找工作$-V_4=1$,其他$-V5=1$)、教育程度(两分类:无作为参考值)、学位或专业资格(两分类:无作为参考值)、医疗保险(三分类:基本医疗保险作为参考值,商业医疗保险$-I_1$$=1$,其他医疗保险$-I_2=1$)。

用 EpiData2.0 建立数据库,每份问卷双录入,核对后形成工作数据库。所有的统计分析用 SPSS 11.5 软件。

第二节　结果与分析

一、患者的一般情况

25 个社区卫生服务中心(站)共邀请了 1752 名就诊患者参加调查,应答率为 72.4%(1269/1752)。83 名应答者的资料因医生诊断缺失(其中 60 名应答者同时缺失自填的就诊原因),7 名应答者年龄低于14 岁,没有纳入分析。在 1179 份有效问卷中,男性 552 人(47.2%),女性 618 人(52.8%)。平均年龄 48.05 岁(范围 14～95,SD =18.81)。750 名(63.6%)应答者没有任何一种调查的慢性病,304 人(25.8%)患 1 种慢性病,110 人(9.3%)同时患 2 种慢性病,15 人(1.3%)同时患 3 种慢性病,没有应答者报告患 4 种及以上的慢性病。各组慢性病病例数如下:高血压 280 例,糖尿病 53 例,哮喘/COPD 6例,心脏病 91 例,中风 16 例,膝骨关节炎 2 例,其他关节病 29 例,抑郁6 例,癌症 10 例,背痛 60 例,多关节炎 4 例,精神疾病 5 例,偏头痛 7例。483 名无应答者的平均年龄为 50.87 岁(范围 14～89,SD =18.02),男性 230 人(47.6%),女性 253 人(52.4%)。无应答原因中,36.0%(174/483)因为视物困难或者阅读能力有限,无法进行自评量表调查。样本的人口学特征见表 4-1。与参考组比较,慢性病患者年龄较大,就业比例较低,受教育程度较低,基本医疗保险覆盖率较高。

表 4－1 疾病别社区卫生服务中心(站)就诊病人的人口学特征

	年龄	女性比例	在婚率	就业率	受教育比例	学位或专业资格比例	基本医疗保险比例
总样本(n=1179)	48.05±18.81	52.8%	76.1%	39.0%	58.8%	40.0%	71.4%
参考组(n=750)	40.34±17.36	54.0%	72.9%	51.3%	65.2%	44.6%	65.0%
高血压(n=280)	63.82±10.23	47.0%	79.3%	13.3%	44.5%	31.0%	86.8%
糖尿病(n=53)	66.79±8.82	37.7%	79.2%	9.4%	54.9%	43.1%	94.1%
哮喘/COPD(n=6)	72.00±9.96	33.3%	83.3%	0.0%	33.3%	16.7%	100.0%
心脏病(n=91)	65.83±12.78	48.9%	71.3%	10.0%	39.8%	28.7%	79.5%
中风(n=16)	65.13±10.69	18.8%	100.0%	6.3%	50.0%	62.5%	81.3%
膝骨关节炎(n=2)	45.00±5.66	50.0%	100.0%	100.0%	50.0%	50.0%	100.0%
其他关节病(n=29)	55.24±12.83	69.0%	75.9%	20.7%	28.6%	18.5%	75.9%
抑郁(n=6)	56.83±19.36	100.0%	83.3%	33.3%	50.0%	50.0%	60.0%
癌症(n=10)	69.78±13.44	30.0%	90.0%	0.0%	60.0%	66.7%	80.0%
背痛(n=60)	54.20±15.95	51.7%	81.0%	38.3%	64.4%	40.7%	72.9%
多关节炎(n=4)	41.25±21.19	75.0%	75.0%	25.0%	0.0%	0.0%	50.0%
精神疾病(n=5)	52.67±22.37	80.0%	100.0%	20.0%	60.0%	40.0%	0.0%
偏头痛(n=7)	48.57±13.53	42.9%	71.4%	42.9%	57.1%	28.6%	57.1%

二、慢性病组与参考组生命质量评分情况的比较

除了膝骨关节炎和精神疾病,其余慢性病组与参考组相比,总体上 SF-36 维度分数差异有统计学意义($P<0.05$)。表 4-2 比较了慢性病组和参考组 SF-36 各维度分数的差异。

表 4-2　社区卫生服务中心(站)就诊病人疾病别 SF-36 维度分数

	PF	RP	BP	GH	VT	SF	RE	MH
参考组 ($n=750$)	83.85	73.58	80.90	57.41	51.61	81.38	80.70	58.12
高血压[2]** ($n=280$)	78.07***	66.82	77.93	49.01***	47.71*	82.17	81.14	64.01***
糖尿病[1]*** ($n=53$)	70.67***	60.74	74.57	38.89***	45.87	79.24	84.00	63.10
哮喘/COPD[2]** ($n=6$)	53.15**	38.89	53.70**	25.42**	30.08*	50.00**	80.00	50.67
心脏病[2]** ($n=91$)	70.14***	55.75***	71.36***	43.09***	43.32**	74.03*	79.17	59.36
中风[1]*** ($n=16$)	57.64***	43.75**	67.36**	31.41***	38.44*	67.19**	60.42*	47.70
膝骨关节炎[2] ($n=2$)	82.50	0.00*	44.44*	26.25*	49.25	62.50	50.00	71.80
其他关节病[1]*** ($n=29$)	76.03*	46.55***	62.84***	39.57***	41.57*	76.72	72.41	56.74
抑郁[2]** ($n=6$)	61.67**	20.83**	51.85	14.17**	15.33**	62.50	33.33**	19.93***
癌症[1]** ($n=10$)	61.00***	33.33**	68.89	29.75***	36.85	62.50**	66.67	42.60*
背痛[1]** ($n=60$)	78.57*	62.92	66.67***	49.33**	49.58	77.50	80.56	55.34
多关节炎[2]** ($n=4$)	65.00	43.75	22.22**	31.67*	28.88*	56.25	66.67	35.10

续 表

	PF	RP	BP	GH	VT	SF	RE	MH
精神疾病[2] （n=5）	60.00*	62.50	51.11**	38.44	23.38*	72.50	50.00	28.20*
偏头痛[2] （n=7）	90.00	57.14	58.73**	46.43	42.43	85.71	94.44	58.53

注：* 表示 $P<0.05$，** 表示 $P<0.01$，*** 表示 $P<0.001$；

1. 协方差矩阵齐性的多元方差分析（Hotelling T^2 法）：疾病组与参考组 SF-36 维度得分差别具有统计学意义；

2. 协方差矩阵不齐的 Mann-Whitney U 检验及 Bonferroni 校正：除了膝骨关节炎和精神疾病，其余疾病组与参考组 SF-36 维度得分差别具有统计学意义

单因素分析显示，从维度得分角度看，具有统计学意义（$P<0.05$）的差别为：除了膝骨关节炎、多关节炎和偏头痛，其余疾病群的 PF 维度分数低于参考组；心脏病、中风、膝骨关节炎、其他关节病、抑郁和癌症患者的 RP 维度分数低于参考组；除了高血压、糖尿病、抑郁和癌症，其余疾病群的 BP 维度分数低于参考组；除了精神疾病和偏头痛，其余疾病群的 GH 维度分数低于参考组。高血压、哮喘/COPD、心脏病、中风、其他关节病、抑郁、多关节炎、精神疾病患者的 VT 维度得分低于参考组。哮喘/COPD、心脏病、中风、癌症患者的 SF 维度得分低于参考组。中风和抑郁病人的 RE 维度得分低于参考组。高血压病人的 MH 维度分数高于参考组，抑郁、癌症和精神疾病患者的 MH 维度分数低于参考组。

从慢性病角度来看，抑郁患者所有 8 个维度的得分低于参考组，除 BP、SF 维度外，其余 6 个维度分数与参考组比较，差异有统计学意义（$P<0.01$）；除 PF、SF 维度外，其余维度的平均得分远低于癌症患者的得分。中风患者除了 MH 维度，其余维度得分低于参考组，差异有统计学意义（$P<0.05$）；高血压患者的 PF、GH、VT 维度分数低于参考组，MH 维度分数高于参考组，差异有统计学意义（$P<0.05$）；其余维度分数与参考组比较，差异无统计学意义（$P>0.05$）。糖尿病患者的 PF、GH 维度分数低于参考组，差异有统计学意义（$P<0.001$）；其余 6 个维度得分与参考组比较，差异无统计学意义（$P>0.05$）。

1160 名应答者完整回答了 EQ-5D 量表 5 个方面的问题。50.6%

(587/1160)的应答者报告在 1 个或多个方面有问题。疼痛/不舒服是报告问题最多的方面(42.8％)(图 4-1)。1129 名应答者回答了视觉模拟尺度平均分为 75.78(范围 0～100，SD＝15.94)。表 4-3 比较了各疾病组和参考组在 EQ-5D 各个方面报告有问题的比例。除膝骨关节炎(n＝2)外，其他慢性病组至少在 EQ-5D 量表某一方面的报告问题率较参考组高，差异有统计学意义($P<0.05$)。从各个方面报告问题的情况来看，具有统计学意义的差别($P<0.05$)为：除膝骨关节炎、多关节炎、精神疾病和偏头痛，其余疾病提高了行动受限的比例。高血压、糖尿病、心脏病、中风、癌症提高了在自我照顾方面受限的比例。高血压、心脏病、中风、其他关节病、癌症、背痛和多关节炎提高了日常活动受限的比例。所有慢性病患者报告疼痛/不舒服的比例高于参考组，并在心脏病、其他关节病、背痛、多关节炎和偏头痛的差别上具有统计学意义。心脏病、其他关节病、抑郁、癌症、多关节炎和精神疾病提高了焦虑/沮丧的比例。

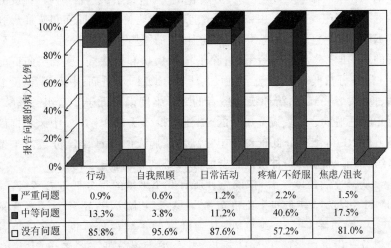

	行动	自我照顾	日常活动	疼痛/不舒服	焦虑/沮丧
■ 严重问题	0.9%	0.6%	1.2%	2.2%	1.5%
▨ 中等问题	13.3%	3.8%	11.2%	40.6%	17.5%
□ 没有问题	85.8%	95.6%	87.6%	57.2%	81.0%

图 4-1　社区卫生服务中心(站)就诊病人 EQ-5D 报告问题构成

从慢性病角度来看，抑郁患者在行动、焦虑或沮丧方面，中风患者在行动、自我照顾和日常活动方面的报告问题率高于参考组，差异有统计学意义($P<0.05$)；高血压患者在疼痛或不舒服、焦虑或沮丧方面，糖尿病患者在日常活动、疼痛或不舒服、焦虑或沮丧方面的报告问题率与参考组比较，差异无统计学意义($P>0.05$)。

表4-3 社区卫生服务中心（站）就诊病人疾病别 EQ-5D 报告问题的比例

	报告问题的人数（比例）				
	行动	自我照顾	日常活动	疼痛/不舒服	焦虑/沮丧
参考组（n=750）	80(10.7%)	22(3.0%)	70(9.4%)	294(39.5%)	127(17.0%)
高血压（n=280）	53(19.1%)***	19(6.9%)**	47(17.1%)**	123(44.6%)	52(18.9%)
RR(95%CI)	1.78(1.30~2.45)	2.32(1.28~4.22)	1.82(1.29~2.56)	1.13(0.96~1.32)	1.11(0.83~1.48)
糖尿病（n=53）	13(24.5%)**	5(9.4%)*	9(17.0%)	24(45.3%)	10(18.9%)
RR(95%CI)	2.28(1.36~3.82)	3.19(1.26~8.09)	1.80(0.96~3.41)	1.15(0.84~1.56)	1.11(0.62~1.98)
哮喘/COPD（n=6）	3(50.0%)*	0(0.0%)	1(16.7%)	4(66.7%)	2(33.3%)
RR(95%CI)	4.66(2.04~10.64)	—	1.77(0.29~10.75)	1.69(0.95~3.00)	1.96(0.62~6.13)
心脏病（n=91）	24(26.4%)***	13(14.3%)***	20(22.2%)***	51(56.0%)**	26(28.9%)**
RR(95%CI)	2.46(1.64~3.67)	4.83(2.52~9.26)	2.36(1.51~3.69)	1.42(1.16~1.74)	1.70(1.18~2.43)
中风（n=16）	11(68.8%)***	5(31.3%)***	7(43.8%)***	10(62.5%)	4(25.0%)
RR(95%CI)	6.40(4.34~9.46)	10.57(4.58~24.36)	4.65(2.56~8.46)	1.58(1.07~2.34)	1.47(0.62~3.48)
膝骨关节炎（n=2）	1(50.0%)	0(0.0%)	0(0.0%)	2(100.0%)	0(0.0%)
RR(95%CI)	4.66(1.15~18.91)	—	—	2.53(2.32~2.77)	—
其他关节病（n=29）	9(31.0%)**	0(0.0%)	7(24.1%)*	18(62.1%)*	11(37.9%)**
RR(95%CI)	2.89(1.62~5.16)	—	2.57(1.30~5.08)	1.57(1.17~2.12)	2.22(1.36~3.64)

续　表

| | 报告问题的人数（比例） | | | | |
	行动	自我照顾	日常活动	疼痛/不舒服	焦虑/沮丧
抑郁(n=6)	3(50.0%)*	1(16.7%)	2(33.3%)	4(66.7%)	6(100.0%)***
RR(95%CI)	4.66(2.04~10.64)	5.64(0.90~35.35)	3.54(1.12~11.23)	1.69(0.95~3.00)	5.87(5.01~6.87)
癌症(n=10)	4(40.0%)**	3(30.0%)**	4(40.0%)*	4(40.0%)	5(55.6%)**
RR(95%CI)	3.72(1.70~8.18)	10.14(3.61~28.49)	4.25(1.93~9.38)	1.01(0.47~2.18)	3.26(1.78~5.97)
背痛(n=60)	15(25.4%)**	4(6.8%)	13(22.0%)**	32(54.2%)*	12(20.3%)
RR(95%CI)	2.37(1.46~3.84)	2.29(0.82~6.43)	2.34(1.38~3.98)	1.37(1.07~1.77)	1.19(0.70~2.02)
多关节炎(n=4)	2(50.0%)	1(25.0%)	2(50.0%)*	4(100.0%)*	3(75.0%)*
RR(95%CI)	4.66(1.71~12.68)	8.46(1.47~48.49)	5.31(1.94~14.52)	2.53(2.32~2.77)	4.40(2.44~7.92)
精神疾病(n=5)	1(20.0%)	0(0.0%)	1(20.0%)	3(60.0%)	3(60.0%)*
RR(95%CI)	1.86(0.32~10.88)	—	2.13(0.36~12.44)	1.52(0.74~3.13)	3.52(1.69~7.33)
偏头痛(n=7)	0(0.0%)	0(0.0%)	0(0.0%)	5(83.3%)*	1(16.7%)
RR(95%CI)	—	—		2.11(1.46~3.05)	0.98(0.16~5.89)

注：* 表示 $P<0.05$，** 表示 $P<0.01$，*** 表示 $P<0.001$，疾病组和参考组报告问题比例的差别用 χ^2 检验（自由度=1）

三、就诊者与一般人群SF-36量表得分的比较

参数和非参数方法得出一致的结果：社区就诊人群除 PF、MH 维度分数和 MCS 总分外，其余 SF-36 维度得分和 PCS 总分低于一般人群，差异有统计学意义（$P<0.05$）。分数相差最多的是两个有关日常角色限制的维度——RP 和 RE（图 4-2、表 4-4）。

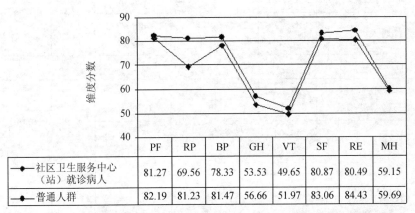

	PF	RP	BP	GH	VT	SF	RE	MH
◆社区卫生服务中心（站）就诊病人	81.27	69.56	78.33	53.53	49.65	80.87	80.49	59.15
■普通人群	82.19	81.23	81.47	56.66	51.97	83.06	84.43	59.69

图 4-2 社区卫生服务中心（站）就诊病人和普通人群 SF-36 维度分数

表 4-4 社区卫生服务中心（站）就诊病人 SF-36 维度分数与普通人群比较

	均数（标准差）	T^1	P	中位数（四分位数间距）	Z^2	P
PF						
社区卫生服务中心（站）就诊病人	81.27 (20.89)	1.180	0.238	90.00 (22.78)	−0.597	0.551
普通人群	82.19 (19.78)			90.00 (20.00)		
RP						
社区卫生服务中心（站）就诊病人	69.56 (40.32)	8.042	<0.001	100.00 (75.00)	−7.853	<0.001
普通人群	81.23 (33.57)			100 (25.00)		

续　表

	均数 （标准差）	T^1	P	中位数（四 分位数间距）	Z^2	P
BP						
社区卫生服务中 心（站）就诊病人	78.33 (21.44)	3.944	<0.001	77.78 (33.33)	−4.045	<0.001
普通人群	81.47 (20.48)			88.89 (33.33)		
GH						
社区卫生服务中 心（站）就诊病人	53.53 (21.78)	3.859	<0.001	52.50 (30.00)	−3.835	<0.001
普通人群	56.66 (20.20)			55.00 (25.00)		
VT						
社区卫生服务中 心（站）就诊病人	49.65 (22.33)	2.773	0.006	48.50 (31.00)	−2.642	0.008
普通人群	51.97 (20.88)			52.00 (31.50)		
SF						
社区卫生服务中 心（站）就诊病人	80.87 (19.58)	3.046	0.002	87.50 (37.50)	−2.541	0.011
普通人群	83.06 (17.80)			87.50 (25.00)		
RE						
社区卫生服务中 心（站）就诊病人	80.49 (35.40)	2.977	0.003	100.00 (33.33)	−3.199	0.001
普通人群	84.43 (32.40)			100.00 (0.00)		

续　表

	均数 (标准差)	T^1	P	中位数(四 分位数间距)	Z^2	P
MH						
社区卫生服务中 心(站)就诊病人	59.15 (24.40)	0.596	0.551	60.00 (37.60)	−0.401	0.689
普通人群	59.69 (22.71)			60.00 (36.10)		
PCS						
社区卫生服务中 心(站)就诊病人	47.53 (10.98)	5.936	<0.001	51.57 (15.89)	−5.804	<0.001
普通人群	50.00 (10.00)			53.40 (10.23)		
MCS						
社区卫生服务中 心(站)就诊病人	49.66 (10.47)	0.840	0.401	49.75 (14.32)	−0.629	0.529
普通人群	50.00 (10.00)			50.21 (13.90)		

注：1. T 检验；
　2. Mann-Whitney U 检验

四、生命质量的影响因素分析

　　线性多元逐步回归显示,中风、膝骨关节炎、其他关节病、抑郁、本人的严重病痛经历、退休、具有学位或专业资格是决定 SF‐36 PCS 变异的主要因素($R^2 = 0.113, P < 0.001$);抑郁、本人的严重病痛经历、女性、其他医疗保险、哮喘/COPD、中风和戒烟作为危险因素进入 SF‐36 MCS 的回归方程($R^2 = 0.118, P < 0.001$)。本人的严重病痛经历、年龄、其他医疗保险、中风、癌症、多关节炎、偏头痛和戒烟是 EQ‐VAS 低分的危险因素($R^2 = 0.144, P < 0.001$)(表 4‐5)。表 4‐6 显示 EQ‐5D 各个方面的多元 Logistic 逐步回归结果。EQ‐5D 各个方面 OR

值是调整人口因素和共存病后,特定疾病患者和非患者报告有问题和报告无问题的比数比。调整人口因素和共存病后,哮喘/COPD、中风、膝骨关节炎、其他关节病和背痛增加了行动受限的危险,中风增加了自我照顾困难和日常活动受限的可能性。其他关节病增加了疼痛/不舒服的危险,心脏病、其他关节病和多关节炎增加焦虑/沮丧的可能性。本人的严重病痛经历增加了所有 EQ-5D 方面问题的可能性。年龄与行动、自我照顾方面受限呈弱相关,找工作则明显地增加这两方面受限的程度,对日常活动、疼痛/不舒服、焦虑/沮丧方面无影响。与已婚或同居者相比,单身者行动受限的可能性增加,丧偶者增加了日常活动受限的危险。戒烟者在行动、自我照顾、日常活动、疼痛/不舒服 4 个方面报告有问题与报告无问题的比例高于从未吸烟者。学生自我照顾受限的危险高于就业者。其他保险形式(包括无保险)覆盖人群的 5 个方面报告问题的可能性大于基本医疗保险覆盖人群,差别有统计学意义。高血压、糖尿病、抑郁、癌症、精神疾病和偏头痛没有显示对 EQ-5D 各方面的独立作用。

表 4-5　SF-36 总分和 EQ-VAS 的多元逐步回归模型

变量	PCS($R^2=0.113$)偏回归系数	MCS($R^2=0.118$)偏回归系数	EQ-VAS($R^2=0.144$)偏回归系数
高血压	NS	NS	NS
糖尿病	NS	NS	NS
哮喘/COPD	NS	-14.20^*	NS
心脏病	NS	NS	NS
中风	-7.43^{**}	-5.75^*	-9.30^*
膝骨关节炎	-22.96^{**}	NS	NS
其他关节病	-5.55^{**}	NS	NS
抑郁	-12.62^{**}	-15.93^{***}	NS
癌症	NS	NS	-18.71^{**}
背痛	NS	NS	NS

续　表

变量	PCS($R^2=0.113$)偏回归系数	MCS（$R^2=0.118$)偏回归系数	EQ－VAS($R^2=0.144$)偏回归系数
多关节炎	NS	NS	－21.88**
精神疾病	NS	NS	NS
偏头痛	NS	NS	－14.13*
本人的严重病痛经历	－3.80***	－3.75***	－6.18***
性别	NS	－2.58***	NS
年龄	NS	NS	－0.12***
戒烟	NS	－2.68*	－3.44*
退休	－2.49**	NS	NS
具有学位或专业资格	2.68***	NS	NS
其他医疗保险	NS	－5.64***	－7.29***
常数项	50.00***	54.70***	87.00***

注：* 表示 $P<0.05$，** 表示 $P<0.01$，*** 表示 $P<0.001$

表 4－6　EQ－5D 报告问题的多元 Logistic 逐步回归模型

	报告问题的 OR 值（95%CI)				
	行动	自我照顾	日常活动	疼痛/不舒服	焦虑/沮丧
高血压	NS	NS	NS	NS	NS
糖尿病	NS	NS	NS	NS	NS
哮喘/COPD	10.73(1.01~113.95)*	NS	NS	NS	NS
心脏病	NS	NS	NS	NS	1.83(1.01~3.30)*
中风	8.56(2.68~27.30)***	4.05(1.12~14.64)*	3.35(1.10~10.20)*	NS	

129

续　表

报告问题的 OR 值(95％CI)				
	行动	自我照顾	日常活动	疼痛/不舒服	焦虑/沮丧
膝骨关节炎	23.41(1.41~388.71)*	NS	NS	NS	NS
其他关节病	2.92(1.13~7.52)*	NS	NS	3.15(1.32~7.49)**	4.32(1.87~9.99)***
抑郁	NS	NS	NS	NS	NS
癌症	NS	NS	NS	NS	NS
背痛	2.34(1.15~4.76)*	NS	NS	NS	NS
多关节炎	NS	NS	NS	NS	10.21(1.01~103.57)*
精神疾病	NS	NS	NS	NS	NS
偏头痛	NS	NS	NS	NS	NS
本人的严重病痛经历	2.45(1.61~3.73)***	6.00(2.36~15.27)***	2.98(1.91~4.64)***	2.04(1.53~2.70)***	1.86(1.27~2.71)**
年龄	1.03(1.01~1.05)***	1.05(1.02~1.08)**	NS	NS	NS
单身	3.14(1.49~6.62)**	NS	NS	NS	NS
丧偶	NS	NS	3.49(1.94~6.28)***	NS	NS
戒烟	1.98(1.17~3.35)*	2.93(1.30~6.57)**	2.31(1.35~3.93)**	1.60(1.05~2.43)*	NS
学生	NS	11.53(1.55~85.58)*	NS	NS	NS
正在找工作	3.20(1.24~8.30)*	14.70(3.02~71.66)***	NS	NS	NS
其他医疗保险	2.65(1.64~4.28)***	3.69(1.61~8.48)**	1.83(1.12~3.00)*	1.69(1.21~2.34)**	2.26(1.51~3.39)***

注：* 表示 $P<0.05$，** 表示 $P<0.01$，*** 表示 $P<0.001$

第三节　讨论与建议

一、研究结果的分析讨论

SF-36 量表和 EQ-5D 量表是两个广泛使用的、适用于广泛健康问题和治疗手段的通用型测量工具。SF-36 量表有较多的条目和维度,因此对生命质量得分的差异更加敏感。参照标准的偏好权重值,EQ-5D 量表的五个方面的信息可被转换为单一指数,可用于临床和卫生经济学评价。总的来说,两量表的结果是互相支持、互相补充的。

按照既定标准(2 分以上),所有具有统计学意义的 SF-36 平均分的差异能被看成是有临床和社会意义的。慢性病损害病人的生命质量,不同患病状况损坏生命质量的不同方面,生理方面的影响较心理方面明显。根据单因素分析结果,抑郁病人所有 8 个维度的得分低于参考组,6 个维度的平均得分远低于癌症患者的得分。高血压患者除了 PF、GH、VT 维度分数低于参考组,MH 维度分数高于参考组,其余维度分数与参考组的差别不具有统计学意义。糖尿病患者除了 PF、GH 维度分数低于参考组,其余维度得分与参考组差别不具有统计学意义。高血压患者在疼痛/不舒服、焦虑/沮丧方面,糖尿病患者在日常活动、疼痛/不舒服、焦虑/沮丧方面报告问题的比例与参考组差别不具有统计学意义。中风患者除了 MH 维度,其余维度得分低于参考组,差别具有统计学意义;在 EQ-5D 行动、自我照顾、日常活动方面受限的比例高于参考组,差别具有统计学意义。美国医疗结局研究发现类似的结果。高血压对生命质量总的影响最小。抑郁患者的功能状态接近或更劣于严重慢性病患者。魏晟等以整群抽样方法采用 COOP/WONCA 量表对三峡坝区农村 35 岁以上居民进行横断面调查。研究发现各型高血压(单纯收缩期高血压、单纯舒张期高血压和混合型高血压)对情感和社会活动都没有影响,对体能都有负面影响,但单纯舒张期高血压和混合型高血压对日常活动有负面影响。就总体健康而言,单纯收缩期高血压和混合型高血压比单纯舒张期高血压的影响更为明显。张骏等研究发现，发病后 6～9 个月的中风患者与对照组比较，除了疼痛领域外，患者生命质量的各个领域均较对照组差。一系列系统的文献综述阐明，肌肉骨骼疾病导致严重的躯体和功能损害，而心理社会方面的影响是较小的。其他一些慢性病对躯体/功能和心理/社会方面的影响是可比的。精神问题通常带来负面影响，内分泌系统包括糖尿病和甲状腺疾患则主要表现为正面效应。包括慢性呼吸疾病、癌症和心血管疾病在内的广泛的疾病群的作用不确定。需注意的是，文献综述的结果反映了疾病、共存病和人口因素的联合影响。在本研究的多元逐步回归模型中，抑郁明显降低 SF - 36 PCS 和 MCS 分数，但对 EQ - 5D 各方面的影响与非患者差别不具有统计学意义。高血压、糖尿病患者没有观察到对 HRQOL 的独立作用。Lam CL 等采用 COOP/WONCA 量表测量慢性病对香港基层医疗就诊者 HRQOL 的影响，排除人口因素和共存病影响后，观察到与本研究可比的结果。高血压使情感和总体健康两维度取得低分的危险性降低。糖尿病对 HRQOL 具有正效应。本研究还发现癌症病人在 SF - 36 PCS、MCS 总分和 EQ - 5D 各方面受限的危险性与非患者的差别无统计学意义。Sprangers MA 等发现癌症病人在急性期（危机中）报告较差的生命质量，在病情稳定期（危机后）报告与健康者可比的总的生命质量。生命质量是主观的评价，与个人的生活期望有关。慢性病患者面临适应疾病长期共存的现实。这一适应过程的重要调节因子是"反应转移"，包括改变内在标准，价值观和生命质量内容的重构。高血压、糖尿病以及一些慢性退行性疾病患者在长期病程中会下调他们的生活期望，如果病情稳定，没有并发症，他们会有较高的生活满意度。浙江省社区卫生服务就诊患者的生命质量显示了不同于医生观点的疾病负担。由于样本量的限制，本研究无法给出强有力的结论，但影响基层医疗就诊患者生命质量的疾病可能不是高血压、糖尿病，而是哮喘/COPD、膝骨关节炎、其他关节病、多关节炎、抑郁和中风等。然而目前大量的研究努力和卫生资源投入指向前者。从这个角度看，生命质量资料有助于从患者角度决定基层医疗领域疾患的严重性，进而对卫生决策产生影响。

本研究提供了社区卫生服务中心(站)就诊患者健康相关生命质量的概貌。除了中风以外,其他各组慢性病没有观察到对自我照顾和日常活动的独立影响。63.6%(750/1179)的就诊患者没有任何一种调查的慢性病。社区卫生服务就诊患者的 SF-36 量表的 PF、MH 维度分数及 MCS 总分与一般人群的差别不具有统计学意义,这意味着社区卫生服务中心(站)就诊患者与二级、三级医院(包括门诊和住院)就诊患者相比,是一个相对健康的人群,轻症、稳定期的慢性病患者比例较高。社区卫生服务就诊患者的其他 SF-36 维度分数和 PCS 总分低于一般人群,尤以描述角色功能限制的 RP 和 RE 维度平均分与一般人群的差值较大,提示功能受限是人们就诊的促发因素。

二、本研究的局限性

参加本研究的社区卫生服务中心(站)都是经过知情同意的。具有各种健康问题的连续的就诊患者被纳入调查范围,研究样本在一定程度上是有代表性的。然而,本调查只涉及前来社区卫生服务中心(站)就诊的患者,没有包括出诊病人。其次,季节混杂因素不能避免。调查在夏季完成,就诊病人中中暑、腹泻的病人较多。

我国社区卫生服务尚处在发展阶段。人们在出现健康问题的时候,可以自由选择社区卫生服务或二级、三级医院,而且人们往往习惯于上大医院找专科医生,尽管这一现象随着社区卫生服务质优价廉的优势会逐步得到改善。本样本提示我国社区卫生服务就诊病人群在卫生保健的生态学中是一个相对"健康"的人群。研究样本有 6 种(46.2%)慢性病(哮喘/COPD、膝骨关节炎、抑郁、多关节炎、精神疾病和偏头痛)的病例数少于 10 例,可能无法显示对一个较小效应的统计显著性,提示有 II 型错误存在的可能。这些疾病对生命质量的影响有待进一步研究证实。另外,尽管我们决定了每一种慢性病的存在与否,但没有决定疾病阶段和严重度的差异,因而只能获得解释中等的多元回归模型($R^2 = 0.113 \sim 0.144$)。本人的严重病痛经历是决定较差生命质量的主要因素。

年龄越大,生理状况和健康自评下降。男性的心理状况好于女性。

正在找工作(低的社会经济地位)与较差的生理健康相关已有报道。本研究还观察到单身者和丧偶者的生理健康较已婚或同居者差;学生或退休者的生理健康较就业者差;戒烟者生理和心理健康较从未吸烟者差,但尚未观察到吸烟对生命质量的独立影响;学位或专业资格对生理健康总分(PCS)的正效应以及其他医疗保险对生命质量的负面影响。这些人口学特征或多或少揭示了中国社会经济状况的特点。中国是人口大国,各种资源相对短缺,学生、退休者、戒烟者和其他医疗保险覆盖者(大多无保险)均与相对较低的社会经济地位相联系。本研究是横断面研究,对此无法做出因果联系的推断,将来在基层医疗领域需要纵向研究来验证社会人口学因素与生命质量的联系,并进一步阐明它们的临床和社会意义。

三、结论

老龄化和慢性病疾病负担比例的增加使得人们越来越关注生命质量。基于基层医疗在医疗保健生态学中的地位,生命质量应该成为基层医疗中一个重要的以患者为中心的健康结果。本研究的结果发现,社区卫生服务就诊患者是一个相对健康的人群,生命质量评价显示了一个独特的疾病负担。影响患者生命质量的疾病不是高血压和糖尿病,而是哮喘/COPD、膝骨关节炎、其他关节病、多关节炎、抑郁和中风。一些社会人口学因素与生命质量的联系有待进一步检验。慢性病和基层医疗引起的生命质量变化以及反应转移现象也需要积累更多的研究证据。

参考文献

1. Alison PJ, Locker D, Feine JS. Quality of life: a dynamic construct[J]. Soc Sci Med, 1997, 45: 221 - 230.

2. Brooks R. EuroQol: the current state of play[J]. Health Policy, 1996, 37: 53 - 72.

3. Lam CL, Lauder IJ. The impact of chronic diseases on the health-related quality of life (HRQOL) of Chinese patients in primary

care[J]. Fam Pract, 2000, 17: 159 – 166.

4. Li L, Wang HM, Shen Y. Chinese SF – 36 Health Survey: translation, cultural adaptation, validation, and normalisation[J]. J Epidemiol Community Health, 2003, 57: 259 – 263.

5. Schwartz CE, Sprangers MA. Methodological approaches for assessing response shift in longitudinal health-related quality-of-life research[J]. Soc Sci Med, 1999, 48: 1531 – 1548.

6. Sprangers MA, Schwartz CE. Integrating response shift into health-related quality of life research: a theoretical model[J]. Soc Sci Med, 1999, 48: 1507 – 1515.

7. Sprangers MA, de Regt EB, Andries F, et al. Which chronic conditions are associated with better or poorer quality of life[J]. J Clin Epidemiol, 2000, 53: 895 – 907.

8. Sprangers MA, Tempelaar R, van den Heuvel WJ, et al. Explaining quality of life with crisis theory[J]. Psychooncology, 2002, 11: 419 – 426.

9. Stewart AL, Greenfield S, Hays RD, et al. Functional status and well-being of patients with chronic conditions. Results from the Medical Outcomes Study[J]. JAMA, 1989, 262: 907 – 913.

10. Wells KB, Stewart A, Hays RD, et al. The functioning and well-being of depressed patients. Results from the Medical Outcomes Study[J]. JAMA, 1989, 262: 914 – 919.

11. Ware JE, Snow KK, Kosinski M, et al. SF – 36 Health survey-manual and interpretation guide[M]. Boston: The Health Institute, New England Medical Center, 1993.

12. World Bank 1997b. Financing health care: issues and options for China[M]. Washington: World Bank, 1997.

13. WONCA International Classification Committee. International Classification of Primary Care— ICPC – 2 (Chinese translation)[M]. Hong Kong: The Hong Kong College of Family

Physicians，2000.

14. Woolf SH，Rothemich SF，Johnson RE，et al. The functional status of inner-city primary care patients. Diminished function in a family practice population and its potential determinants[J]. Fam Pract，1998，47：312－315.

15. 王红妹，李鲁，沈毅.中文版 SF－36 量表用于杭州市区居民生命质量研究[J].中华预防医学杂志，2001，35：428－430.

16. 魏晟，聂绍发，屈克义.不同类型高血压对农村社区居民生命质量的影响[J].中国慢性病预防与控制，2002，10：156－158.

17. 张骏，谷波，罗德儒，等.中风发病后 6—9 月的生命质量[J].中国行为医学科学，2001，10：539－541.

第五章 中德基层医疗常见慢性病 患者生命质量的比较研究

基层医疗无论在发达国家还是发展中国家都是卫生保健系统的一个明显特征。目前,WONCA 有 118 个成员组织,在一些国家,全科医学(家庭医学)已经发展成提供卫生服务的核心元素和独立的医学学科。得益于确立全科医疗作为直接通道和全科医生"守门员"功能的卫生政策,在英国、爱尔兰、澳大利亚、新西兰和荷兰等国家,全科医学得到了很大的发展,反映该领域人群疾病分布的信息系统也比较完善。但是,专科医学高度发展的美国和大多数欧洲发达国家,直到近 20 年才逐渐认识到适宜的基层医疗对于最佳和可持续利用卫生资源的必要性。而在发展中国家,曾在发展早期阶段引以为豪的基本医疗保健正面临社会发展的挑战,亟待加强和完善。在这些国家中,有关基层医疗患病状况的信息是不充分的。

因为不同的卫生国情,中国全科医学可能存在与其他国家不一样的工作模式,因此,了解病人因什么样的健康问题就诊于社区卫生服务以及全科医生能解决何种健康问题能为卫生政策研究提供很多信息,这种信息对于卫生规划、社区卫生服务的培训和病人的健康教育是非常重要的。

自 WONCA 于 1987 年发展 ICPC 以来,ICPC 逐渐成为全科/家庭医疗领域收集病人数据的总的编码原则。另一方面,随着人类疾病谱的转变,人们对自身健康的主观评价即健康相关生命质量成为健康状况的一个重要方面,大量通用型或疾病特异的生命质量测评工具(包括区域性和跨文化量表)和有关研究得到发展,这两个方面使得基层医疗患病状况和慢性病健康相关生命质量的跨文化比较成为可能。

第一节　资料来源与方法

一、通科诊所（社区卫生服务）和人群

德国 20 个通科诊所参加研究，各个诊所开始的时间不等，总的研究时间为 7 个月。浙江省 25 个社区卫生服务中心（站）参加研究，研究持续时间为 1 个月。每个调查点从确定的调查时间开始，邀请每一位连续的病人（14 岁以上）在就诊前进行自填量表调查。问卷包括 SF-36 量表、EQ-5D 量表和一般人口学问题。每一位病人把完成的问卷装入匿名的信封，在就诊时将信封交给医生。医生在就诊结束时在信封背面记录最多三个就诊原因（诊断）和三种共存病。诊所护士或调查员登记无应答者的一般情况。中德独立研究的相关信息参见第三、四章。

二、疾病编码

诊断和共存病资料按照国际基层医疗分类编码（ICPC-2）。ICPC 采用一种简单的双轴结构：按身体系统分为 17 章，原则是在横轴上每章有一个字母编码；在纵轴上为 7 个相同的单元。各章中单元 1 和单元 7 的条目都是逐条列出的，单元 1 包括症状和主诉，单元 7 是对应于各器官系统的诊断或疾病。单元 2～6 描述治疗过程，不针对具体疾病，非常广泛。参考 Lam CL 等对社区慢性病的研究，从编码中选取了 13 种（群）慢性病：高血压、糖尿病、哮喘或慢性阻塞性肺病（COPD）、各种类型的心脏病、中风、膝骨关节炎、其他关节病、抑郁、癌症、慢性背痛、多关节炎、其他精神疾患和偏头痛，具体编码如下：

——高血压（收缩期或舒张期）

K85 血压升高（不符合 K86 和 K87 标准的血压升高，一过性或不稳定性高血压）

K86 无并发症的高血压

K87 有并发症的高血压

——糖尿病

T89 胰岛素依赖型糖尿病

T90 非胰岛素依赖型糖尿病

——哮喘/COPD

R95 慢性阻塞性肺疾病

R96 哮喘

——各种类型的心脏病

K7 循环系统的感染、风湿热/风湿性心脏病、心血管系统肿瘤、心血管系统先天性异常、伴有心绞痛的缺血性心脏病、急性心肌梗死、不伴有心绞痛的缺血性心脏病、心脏衰竭、房颤/房扑、阵发性心动过速

K80 没有特别说明的心律不齐

K82 肺心病

K83 没有特别说明的心脏瓣膜病

——中风/脑血管意外

K90 中风/脑血管意外（浙江调查纳入全部卒中后遗症患者K91）

——膝骨关节炎 L90

——其他关节病

L89 髋骨关节炎

L92 肩骨关节炎

L93 网球肘

L91 其他关节的骨关节炎（除外：L83 颈骨关节炎；L84 脊椎骨关节炎；L89 髋关节炎；L90 膝骨关节炎；L92 肩骨关节炎）

——抑郁 P76

——恶性肿瘤

——背痛（慢性背痛，包括颈部症状）

L02 背部症状/主诉

L03 腰部症状/主诉

L83 颈部综合征

L84 不伴有放射痛的腰背部综合征

L85 脊椎后天性畸形

L94 骨软骨病

——多关节炎

L88 类风湿性/血清阳性关节炎

——精神疾病

P 章(心理性)单元 7 的各种诊断/疾病

P98 没有特别说明的精神病(除外：P76 抑郁症；P75 躯体化障碍)

——偏头痛 N89

三、分析方法

就诊病人一般人口学情况及年龄、性别、慢性病患病率采用描述性分析。考虑样本间年龄、性别构成的不同，主要慢性病的患病率采用 Mantel-Haenszel 分层分析。除了慢性病的患病率之外，还采用平均患慢性病数目及各疾病组共存率来反映基层医疗中慢性病的流行情况及严重程度。

按照已建立的计分规则对 SF-36 各维度进行计分，得分越高表明健康状态越好。比较两样本(全样本及疾病别)的 SF-36 维度分数及生理健康、心理健康总分，协方差矩阵齐性的疾病组采用多元方差分析(Hotelling T^2 法)，协方差矩阵不齐的疾病组采用 Mann-Whitney U 检验及 Bonferroni 校正。将 EQ-5D 原始的选择项("没问题"，"有些/中等程度的问题"，"很有问题/不能做")重新分组，归为两类("报告没有问题"和"报告有问题")。比较两样本(全样本及疾病别)报告有问题的比例，差异采用 χ^2 检验。两组 EQ-VAS 得分比较(全样本及疾病别)，方差齐性的用 T 检验，方差不齐的用 Mann-Whitney U 检验。考虑生命质量分值在不同文化背景下的意义，将低于 SF-36 分数年龄/性别常模第 25 百分位数的值设为低分，计算各疾病组各维度、总分的低分百分比(低于第 25 百分位数所占比例)，比较两样本的差别。

第二节 结果与分析

一、患者的人口学特征

基层医疗就诊病人的一般情况见表 5-1。德国通科诊所就诊病人、家人或照料对象的严重病痛经历高于浙江省社区卫生服务就诊病人，差别有统计学意义。

表 5-1 德国和浙江省基层医疗就诊病人的一般人口学特征

	浙江省 （$n=1179$）	德国 （$n=1009$）	χ^2	P
严重病痛经历				
本人	39.8%	51.6%	24.203	<0.001
家人	35.6%	80.5%	336.175	<0.001
照料对象	23.1%	42.0%	52.500	<0.001
性别				
男性	47.2%	38.6%	15.143	<0.001
女性	52.8%	61.4%		
年龄组				
≤24 岁	14.5%	9.8%		
25～34 岁	16.2%	14.9%		
35～44 岁	11.9%	19.3%		
45～54 岁	16.6%	17.1%	40.401	<0.001
55～64 岁	14.3%	17.4%		
65～74 岁	19.5%	14.0%		
≥75 岁	7.0%	7.4%		
婚姻状况				
单身	15.6%	22.6%		
已婚或同居	76.1%	62.8%	72.448	<0.001
丧偶	6.8%	6.8%		
离婚或分居	1.6%	7.8%		

续　表

	浙江省 ($n=1179$)	德国 ($n=1009$)	χ^2	P
吸烟状况				
目前吸烟	21.4%	26.8%		
已戒烟	10.6%	31.4%	180.952	<0.001
从未吸烟	68.0%	41.8%		
工作状况				
受雇或自己 当老板	39.0%	50.9%		
退休	41.8%	23.9%	124.742	<0.001
家务	6.6%	15.2%		
学生	5.4%	6.7%		
正在找工作	3.9%	3.0%	124.742	<0.001
其他	3.8%	0.4%		
教育程度				
受基础教育	58.8%	83.4%	146.073	<0.001
拥有学位 或专业资格	40.6%	24.0%	61.628	<0.001
医疗保险				
基本(法定) 医疗保险	71.4%	87.6%		
商业保险	4.5%	10.4%	215.338	<0.001
其他	24.1%	2.1%		

一般人口学特征　浙江样本中,女性比例(52.8%)略高于男性(47.2%);德国样本中,女性比例(61.4%)远高于男性(38.6%)。

年龄　浙江样本中,≤44岁年龄组占42.6%,45~64岁年龄组占

31.0％,≥65 岁年龄组为 26.4％;德国样本中,三个年龄组的构成比分别为 44.0％、34.6％、21.4％。

婚姻状况 两样本丧偶率相等(6.8％);单身者所占比重较低(15.6％ vs 22.6％),已婚或同居所占比重较高(76.1％ vs 62.8％),离婚或分居者较少(1.6％ vs 7.8％)。

吸烟状况 浙江样本从未吸烟者占 68.0％,德国为 41.8％;浙江样本戒烟者占 10.6％,德国为 31.4％;当前吸烟者比例两者接近(21.4％ vs 26.8％)。

工作状况 浙江样本有工作者的比例远低于德国样本(39.0％ vs 50.8％),退休者多于德国样本(41.8％ vs 23.9％)。

教育程度 浙江样本基础教育的比例为 58.8％,德国为 83.4％;拥有学位或专业资格的比例分别为 40.6％、24.0％,提示浙江样本中有 41.2％没有完成基础教育,受过较高教育并获取相应学位或专业资格也占相当大的比重。

医疗保险 浙江样本中基本医疗保险的覆盖率为 71.4％,商业保险为 4.5％;德国法定医疗保险的覆盖率为 87.6％,商业保险为 10.4％。

各种人口学因素的构成比经 χ^2 检验,差别均有统计学意义。

二、疾病诊断情况

浙江样本中,1179 名病人总的诊断数为 1965,平均每位病人 1.7 个诊断,42.3％的病人有 1 个以上的诊断。德国样本中,1009 名病人总诊断数为 2248,平均每位病人 2.2 个诊断,64.7％的病人有 1 个以上的诊断。两样本中诊断数目构成比差别具有统计学意义(表 5 - 2)。疾病诊断按系统分类,前 5 位诊断在浙江省依次为循环系统疾病、综合及非特异的疾病、消化系统疾病、呼吸系统疾病、肌肉骨骼系统疾病,占疾病诊断的 80.4％;在德国依次为循环系统疾病、肌肉骨骼系统疾病、内分泌代谢和营养疾病、综合及非特异的疾病、消化系统疾病,占所有疾病诊断的 68.5％。顺位中差别最大的是心理疾病,浙江排在第 12 位,德国第 6 位;其次为血液、造血器官和免疫机制疾病,浙江排在第 15 位,德国第 10 位。浙江样本中,女性生殖系统及妊娠分娩、计划生育排位趋前,分别为第 8 和第 13 位,对应德国样本分别排在第 12 和第 17 位。浙江样本中没有属于社会/社交问题的诊断,而德国样本中 0.4% 的诊断属于这一领域(表 5 - 3)。

表 5 - 2　基层医疗就诊病人诊断数目构成比

诊断数目	浙江省($N=$ 1179)(n)	德国($N=$ 1009)(n)	χ^2	P
0	0.2%(2)	1.4%(14)		
1	57.5%(678)	34.0%(343)		
2	25.3%(298)	26.6%(268)		
3	11.5%(136)	20.6%(208)	175.279	<0.001
4	4.2%(50)	13.8%(139)		
5	1.0%(12)	3.3%(33)		
≥6	0.3%(3)	0.4%(4)		

表 5 - 3　基层医疗就诊病人系统诊断编码顺位

顺位	浙江省($N=1965$)(n)		德国($N=2248$)(n)	
1	K 循环	28.8%(565)	K 循环	19.0%(427)
2	A 综合及非特异的	14.8%(290)	L 肌肉骨骼	17.0%(383)
3	D 消化	14.0%(275)	T 内分泌、代谢和营养	12.5%(282)
4	R 呼吸	12.5%(245)	A 综合及非特异的	12.4%(280)
5	L 肌肉骨骼	10.3%(203)	D 消化	7.6%(171)
6	T 内分泌、代谢和营养	5.4%(106)	P 心理	7.1%(160)
7	S 皮肤	4.2%(83)	R 呼吸	6.8%(153)
8	X 女性生殖	2.4%(48)	S 皮肤	5.5%(124)

顺位	浙江省（N＝1965）(n)		德国（N＝2248）(n)	
9	N 神经	1.8%(35)	N 神经	4.2%(95)
10	U 泌尿	1.6%(32)	B 血液、造血器官和免疫机制	2.4%(53)
11	F 眼	1.3%(25)	U 泌尿	1.6%(36)
12	P 心理	1.2%(23)	X 女性生殖	1.2%(26)
13	W 妊娠、分娩、计划生育	0.8%(15)	H 耳	0.8%(18)
14	Y 男性生殖	0.6%(11)	F 眼	0.6%(14)
15	B 血液、造血器官和免疫机制	0.2%(5)	Y 男性生殖	0.4%(10)
16	H 耳	0.2%(4)	Z 社会/社交问题	0.4%(9)
17	Z 社会/社交问题	0.0%(0)	W 妊娠、分娩、计划生育	0.4%(7)

表 5-4 显示前 25 位最常见的 ICPC 编码。无并发症的高血压位居两样本的首位；前 5 位在浙江样本依次为急性上呼吸系统感染、非特异续药/注射、测量血压和胃功能紊乱，在德国依次为不伴有放射痛的腰背部综合征、非胰岛素依赖型糖尿病、抑郁症和非特异续药/注射。

表 5-4　基层医疗就诊病人疾病诊断编码顺位

顺位	浙江省（N＝1965）(n)		德国（N＝2248）(n)	
1	K86 无并发症的高血压病	13.6%(268)	K86 无并发症的高血压病	8.8%(197)
2	R74 急性上呼吸系统感染	8.5%(167)	L84 不伴有放射痛的腰背部综合征	3.4%(76)

续　表

顺位	浙江省（$N=1965$）(n)		德国（$N=2248$）(n)	
3	A50 非特异续药/注射	8.2%(162)	T90 非胰岛素依赖型糖尿病	3.2%(73)
4	K31 测量血压	4.3%(85)	P76 抑郁症	2.8%(63)
5	D87 胃功能紊乱	3.1%(61)	A50 非特异续药/注射	2.0%(46)
6	K76 不伴有心绞痛的缺血性心脏病	3.1%(61)	T82 肥胖	1.9%(43)
7	A88 物理因素副作用（中暑）	2.6%(52)	L03 腰部症状/主诉	1.9%(43)
8	T90 非胰岛素依赖型糖尿病	2.5%(50)	L83 颈部综合征	1.8%(40)
9	K84 其他心脏疾病	1.9%(38)	T93 脂代谢失调	1.7%(39)
10	L83 颈部综合征	1.9%(38)	R96 哮喘	1.6%(36)
11	T93 脂代谢失调	1.7%(34)	K76 不伴有心绞痛的缺血性心脏病	1.6%(35)
12	D98 胆囊炎胆石病	1.4%(28)	T81 甲状腺肿大	1.4%(32)
13	L50 肌肉骨骼系统用药	1.2%(24)	A34 非特异查血	1.3%(30)
14	A30 全身体检	1.2%(24)	D73 假定感染性的胃肠炎	1.2%(27)
15	D50 消化系统用药	1.2%(23)	L99 肌肉骨骼系统其他疾病	1.2%(27)
16	D73 假定感染性的胃肠炎	1.2%(23)	A04 全身性虚弱/疲倦	1.1%(25)

顺位	浙江省($N=1965$)(n)		德国($N=2248$)(n)	
17	L86 伴有放射痛的腰背部综合征	1.1%(22)	K95 下肢静脉曲张	1.1%(24)
18	D82 牙/牙龈疾病	1.1%(21)	K31 测量血压	1.0%(22)
19	D99 其他消化系统疾病	1.1%(21)	P74 焦虑/焦虑状态	1.0%(22)
20	S88 接触性/过敏性皮炎	1.0%(19)	A30 全身体检	0.9%(20)
21	R79 慢性支气管炎	0.9%(18)	R95 慢性阻塞性肺疾病	0.9%(20)
22	K50 循环系统用药	0.9%(18)	L91 其他骨关节病	0.9%(20)
23	D97 非特别指明的肝病	0.9%(17)	K85 血压升高	0.9%(20)
24	L91 其他骨关节病	0.9%(17)	D87 胃功能紊乱	0.9%(20)
25	L87 骨刺	0.8%(16)	N01 头痛	0.8%(19)

三、病人的慢性病患病情况

表 5-5～表 5-17、图 5-1～图 5-12 描述了各种慢性病的患病情况。随着年龄增加,慢性病患病率增加的趋势明显。高血压患病率只在男性≤44 岁年龄组差别具有统计学意义($P=0.001$),德国样本该年龄组的患病率为 8.7%,远高于浙江样本的 1.4%,男性中老年组和女性各年龄组高血压的患病率差别不具有统计学意义。在男性老年组(≥65 岁),糖尿病患病率德国样本高于浙江样本(22.8% vs 12.8%),其余各年龄组差别不具有统计学意义。浙江样本≤44 岁年龄组男女性报告糖尿病患病率均为 0。浙江样本中,只有 6 人被诊断为哮喘/COPD,就诊病人患病率约为德国样本的 1/10,年龄、性别分组差别具有统计学意义。心脏病各组差别不具有统计学意义。基层医疗就诊病人中风病人很少,德国为 0.3%,浙江为 1.4%,各组差别不具有统计学意义。膝骨关节炎就诊病人患病率德国为 1.7%,浙江为 0.2%,分层

分析两样本在老年组不同性别中均有差异。两样本其他关节病的患病率在男性老年组有差别,德国高于浙江(5.1% vs 0.6%)。德国抑郁的患病率远高于浙江(6.2% vs 0.5%),女性患病率约为男性的 3 倍,浙江样本的抑郁病人全部都是女性。分层分析在男性≤44 岁年龄组和女性各年龄组差别具有统计学意义。两样本癌症的患病率在女性中老年组差别具有统计学意义。背痛在两样本中的患病率都较高,德国为第 2(19.1%),仅次于高血压,浙江样本的患病率为 5.1%,列高血压(23.7%)、心脏病(7.7%)之后,为第 3 位患病原因;年龄、性别各组的差别具有统计学意义($P<0.01$)。多关节炎、精神疾病、偏头痛在两样本中的患病率都较低,多关节炎患病率在年龄、性别分组中没有观察到差别,精神疾病在≤44 岁年龄组、偏头痛在女性≤44 岁年龄组有差别(德国高于浙江);其余年龄、性别分组患病率的差别不具有统计学意义。

表 5 - 5　基层医疗就诊病人高血压患病情况

性别	年龄组	样本来源	患病率 (患病人数/就诊人数)	χ^2	P
男性	≤44 岁	浙江省	1.4%(3/213)	10.601	0.001
		德国	8.7%(11/127)		
	45~64 岁	浙江省	34.0%(51/150)	0.227	0.634
		德国	31.3%(42/134)		
	≥65 岁	浙江省	51.4%(92/179)	3.247	0.072
		德国	39.2%(31/79)		
女性	≤44 岁	浙江省	2.9%(8/273)	0.230	0.632
		德国	3.7%(10/273)		
	45~64 岁	浙江省	31.2%(64/205)	2.844	0.092
		德国	23.4%(39/167)		
	≥65 岁	浙江省	46.8%(58/124)	0.001	0.981
		德国	46.9%(46/98)		

注:Mantel-Haenszel 分层分析

表5-6 基层医疗就诊病人糖尿病患病情况

性别	年龄组	样本来源	患病率 （患病人数/就诊人数）	χ^2	P
男性	≤44 岁	浙江省	0.0%（0/213）	3.374	0.139
		德国	1.6%（2/127）		
	45～64 岁	浙江省	6.7%（10/150）	2.367	0.124
		德国	11.9%（16/134）		
	≥65 岁	浙江省	12.8%（23/179）	4.048	0.044
		德国	22.8%（18/79）		
女性	≤44 岁	浙江省	0.0%（0/273）	5.046	0.061
		德国	1.8%（5/273）		
	45～64 岁	浙江省	4.4%（9/205）	0.199	0.655
		德国	5.4%（9/167）		
	≥65 岁	浙江省	8.9%（11/124）	3.568	0.059
		德国	17.3%（17/98）		

注：Mantel-Haenszel 分层分析

表5-7 基层医疗就诊病人哮喘/COPD 患病情况

性别	年龄组	样本来源	患病率 （患病人数/就诊人数）	χ^2	P
男性	≤44 岁	浙江省	0.0%（0/213）	15.505	<0.001
		德国	7.1%（9/127）		
	45～64 岁	浙江省	0.0%（0/150）	4.542	0.048
		德国	3.0%（4/134）		
	≥65 岁	浙江省	2.2%（4/179）	5.896	0.038
		德国	8.9%（7/79）		
女性	≤44 岁	浙江省	0.0%（0/273）	10.187	0.001
		德国	3.7%（10/273）		
	45～64 岁	浙江省	0.5%（1/205）	7.217	0.013
		德国	4.8%（8/167）		
	≥65 岁	浙江省	0.8%（1/124）	7.617	0.012
		德国	8.2%（8/98）		

注：Mantel-Haenszel 分层分析

表 5-8　基层医疗就诊病人心脏病患病情况

性别	年龄组	样本来源	患病率 （患病人数/就诊人数）	χ^2	P
男性	≤44 岁	浙江省	1.4%（3/213）	0.417	0.675
		德国	2.4%（3/127）		
	45～64 岁	浙江省	5.3%（8/150）	1.972	0.160
		德国	9.7%（13/134）		
	≥65 岁	浙江省	18.4%（33/179）	0.011	0.916
		德国	19.0%（15/79）		
女性	≤44 岁	浙江省	1.5%（4/273）	0.000	1.000
		德国	1.5%（4/273）		
	45～64 岁	浙江省	6.8%（14/205）	1.895	0.169
		德国	3.6%（6/167）		
	≥65 岁	浙江省	18.5%（23/124）	0.807	0.369
		德国	23.5%（23/98）		

注：Mantel-Haenszel 分层分析

表 5-9　基层医疗就诊病人中风患病情况

性别	年龄组	样本来源	患病率 （患病人数/就诊人数）	χ^2	P
男性	≤44 岁	浙江省	0.5%（1/213）	0.598	1.000
		德国	0.0%（0/127）		
	45～64 岁	浙江省	2.7%（4/150）	3.624	0.125
		德国	0.0%（0/134）		
	≥65 岁	浙江省	4.5%（8/179）	1.671	0.283
		德国	1.3%（1/79）		
女性	≤44 岁	浙江省	0.0%（0/273）	1.002	1.000
		德国	0.4%（1/273）		
	45～64 岁	浙江省	0.0%（0/205）	—	—
		德国	0.0%（0/167）		
	≥65 岁	浙江省	2.4%（3/124）	2.403	0.257
		德国	0.0%（0/98）		

注：Mantel-Haenszel 分层分析

表 5-10 基层医疗就诊病人膝骨关节炎患病情况

性别	年龄组	样本来源	患病率 （患病人数/就诊人数）	χ^2	P
男性	≤44 岁	浙江省	0.5%(1/213)	0.598	1.000
		德国	0.0%(0/127)		
	45~64 岁	浙江省	0.0%(0/150)	2.255	0.222
		德国	1.5%(2/134)		
	≥65 岁	浙江省	0.0%(0/179)	13.919	0.001
		德国	7.6%(6/79)		
女性	≤44 岁	浙江省	0.0%(0/273)	—	—
		德国	0.0%(0/273)		
	45~64 岁	浙江省	0.5%(1/205)	3.643	0.094
		德国	3.0%(5/167)		
	≥65 岁	浙江省	0.0%(0/124)	5.154	0.037
		德国	4.1%(4/98)		

注：Mantel-Haenszel 分层分析

表 5-11 基层医疗就诊病人其他关节病患病情况

性别	年龄组	样本来源	患病率 （患病人数/就诊人数）	χ^2	P
男性	≤44 岁	浙江省	0.9%(2/213)	2.243	0.201
		德国	3.1%(4/127)		
	45~64 岁	浙江省	4.0%(6/150)	0.014	0.907
		德国	3.7%(5/134)		
	≥65 岁	浙江省	0.6%(1/179)	5.852	0.032
		德国	5.1%(4/79)		
女性	≤44 岁	浙江省	1.5%(4/273)	1.817	0.373
		德国	0.4%(1/273)		
	45~64 岁	浙江省	3.9%(8/205)	0.670	0.413
		德国	2.4%(4/167)		
	≥65 岁	浙江省	6.5%(8/124)	0.042	0.839
		德国	7.1%(7/98)		

注：Mantel-Haenszel 分层分析

表 5-12 基层医疗就诊病人抑郁患病情况

性别	年龄组	样本来源	患病率 （患病人数/就诊人数）	χ^2	P
男性	≤44 岁	浙江省	0.0%（0/213）	6.789	0.019
		德国	3.1%（4/127）		
	45～64 岁	浙江省	0.0%（0/150）	3.394	0.104
		德国	2.2%（3/134）		
	≥65 岁	浙江省	0.0%（0/179）	4.567	0.093
		德国	2.5%（2/79）		
女性	≤44 岁	浙江省	0.7%（2/273）	9.272	0.002
		德国	5.1%（14/273）		
	45～64 岁	浙江省	0.0%（0/205）	23.219	<0.001
		德国	10.8%（18/167）		
	≥65 岁	浙江省	3.2%（4/124）	5.559	0.018
		德国	11.2%（11/98）		

注：Mantel-Haenszel 分层分析

表 5-13 基层医疗就诊病人癌症患病情况

性别	年龄组	样本来源	患病率 （患病人数/就诊人数）	χ^2	P
男性	≤44 岁	浙江省	0.5%（1/213）	1.111	0.558
		德国	1.6%（2/127）		
	45～64 岁	浙江省	0.7%（1/150）	3.214	0.104
		德国	3.7%（5/134）		
	≥65 岁	浙江省	2.8%（5/179）	2.250	0.327
		德国	0.0%（0/79）		
女性	≤44 岁	浙江省	0.0%（0/273）	4.030	0.124
		德国	1.5%（4/273）		
	45～64 岁	浙江省	0.0%（0/205）	12.615	<0.001
		德国	6.0%（10/167）		
	≥65 岁	浙江省	1.6%（2/124）	4.303	0.046
		德国	7.1%（7/98）		

注：Mantel-Haenszel 分层分析

表 5-14　基层医疗就诊病人背痛患病情况

性别	年龄组	样本来源	患病率（患病人数/就诊人数）	χ^2	P
男性	≤44 岁	浙江省	3.8%(8/213)	13.663	<0.001
		德国	15.0%(19/127)		
	45~64 岁	浙江省	8.7%(13/150)	15.349	<0.001
		德国	26.1%(35/134)		
	≥65 岁	浙江省	4.5%(8/179)	10.532	0.001
		德国	16.5%(13/79)		
女性	≤44 岁	浙江省	2.6%(7/273)	23.274	<0.001
		德国	13.9%(38/273)		
	45~64 岁	浙江省	7.8%(16/205)	12.468	<0.001
		德国	20.4%(34/167)		
	≥65 岁	浙江省	6.5%(8/124)	7.516	0.006
		德国	18.4%(18/98)		

注：Mantel-Haenszel 分层分析

表 5-15　基层医疗就诊病人多关节炎患病情况

性别	年龄组	样本来源	患病率（患病人数/就诊人数）	χ^2	P
男性	≤44 岁	浙江省	0.5%(1/213)	0.598	1.000
		德国	0.0%(0/127)		
	45~64 岁	浙江省	0.0%(0/150)	1.123	0.472
		德国	0.7%(1/134)		
	≥65 岁	浙江省	0.0%(0/179)	4.567	0.093
		德国	2.5%(2/79)		
女性	≤44 岁	浙江省	0.4%(1/273)	1.817	0.373
		德国	1.5%(4/273)		
	45~64 岁	浙江省	1.0%(2/205)	0.468	0.661
		德国	1.8%(3/167)		
	≥65 岁	浙江省	0.0%(0/124)	2.554	0.194
		德国	2.0%(2/98)		

注：Mantel-Haenszel 分层分析

表 5 - 16　基层医疗就诊病人精神疾病患病情况

性别	年龄组	样本来源	患病率（患病人数/就诊人数）	χ^2	P
男性	≤44 岁	浙江省	0.0%(0/213)	6.789	0.019
		德国	3.1%(4/127)		
	45～64 岁	浙江省	0.0%(0/150)	3.394	0.104
		德国	2.2%(3/134)		
	≥65 岁	浙江省	0.0%(0/179)	2.275	0.306
		德国	1.3%(1/79)		
女性	≤44 岁	浙江省	0.4%(1/273)	7.515	0.006
		德国	3.7%(10/273)		
	45～64 岁	浙江省	0.5%(1/205)	1.482	0.330
		德国	1.8%(3/167)		
	≥65 岁	浙江省	0.8%(1/124)	0.626	0.585
		德国	2.0%(2/98)		

注：Mantel-Haenszel 分层分析

表 5 - 17　基层医疗就诊病人偏头痛患病情况

性别	年龄组	样本来源	患病率（患病人数/就诊人数）	χ^2	P
男性	≤44 岁	浙江省	0.9%(2/213)	0.021	1.000
		德国	0.8%(1/127)		
	45～64 岁	浙江省	1.3%(2/150)	0.233	1.000
		德国	0.7%(1/134)		
	≥65 岁	浙江省	0.0%(0/179)	—	—
		德国	0.0%(0/79)		
女性	≤44 岁	浙江省	0.4%(1/273)	11.585	0.001
		德国	5.1%(14/273)		
	45～64 岁	浙江省	1.0%(2/205)	1.169	0.415
		德国	2.4%(4/167)		
	≥65 岁	浙江省	0.0%(0/124)	1.271	0.441
		德国	1.0%(1/98)		

注：Mantel-Haenszel 分层分析

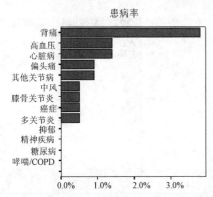

图5-1 浙江省社区卫生服务中心（站）就诊病人
≤44岁年龄组慢性病患病率，男性

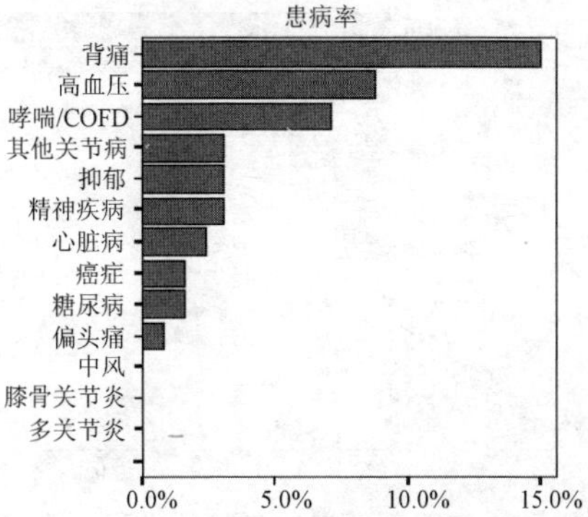

图5-2 德国通科诊所就诊病人
≤44岁年龄组慢性病患病率，男性

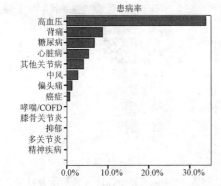

图5-3 浙江省社区卫生服务中心（站）就诊病人
45～64岁年龄组慢性病患病率，男性

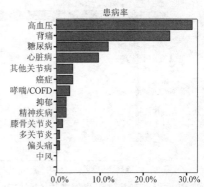

图5-4 德国通科诊所就诊病人
45～64岁年龄组慢性病患病率，男性

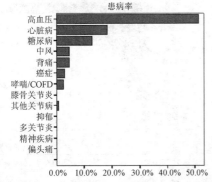

图5-5 浙江省社区卫生服务中心（站）就诊病人
≥65岁年龄组慢性病患病率，男性

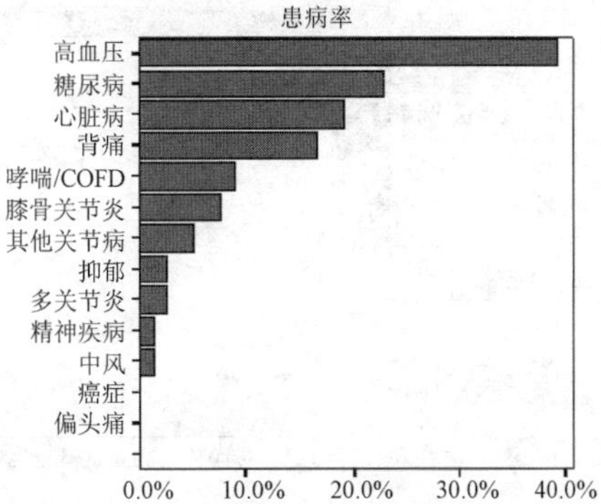

图5-6 德国通科诊所就诊病人
≥65岁年龄组慢性病患病率，男性

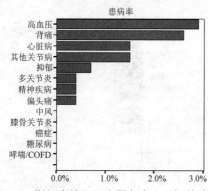

图 5-7 浙江省社区卫生服务中心（站）就诊人
≤44 岁年龄组慢性病患病率，女性

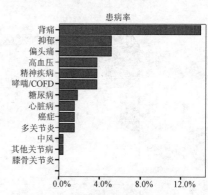

图 5-8 德国通科诊所就诊病人
≤44 岁年龄组慢性病患病率，女性

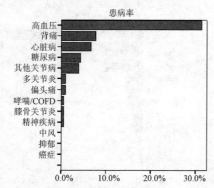

图 5-9 浙江省社区卫生服务中心（站）就诊病人
45～64 岁年龄组慢性病患病率，女性

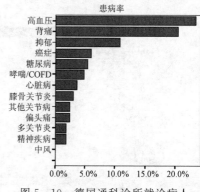

图 5-10 德国通科诊所就诊病人
45～64 岁年龄组慢性病患病率，女性

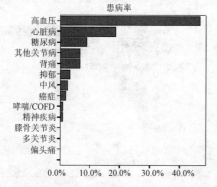

图5-11 浙江省社区卫生服务中心（站）就诊病人
≥65 岁年龄组慢性病患病率，女性

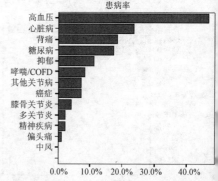

图 5-12 德国通科诊所就诊病人
≥65 岁年龄组慢性病患病率，女性

按年龄/性别分层,13 种慢性病总的患病率情况见表 5 - 18。高血压、心脏病和其他关节病患病率没有观察到具有统计学意义的差别;浙江样本中风的纳入标准包括卒中后遗症患者,故样本的中风患病率高于德国;其余 9 种慢性病的患病率德国样本高于浙江样本,差别具有统计学意义。

表 5 - 18　基层医疗就诊病人慢性病患病情况

慢性病	患病率(n)		χ^2	P	OR(95%CI)
	浙江省	德国			
高血压	23.7%(280)	21.5%(217)	1.027	0.311	0.880(0.695~1.113)
糖尿病	4.5%(53)	7.7%(78)	12.803	0.000	2.061(1.394~3.046)
哮喘/COPD	0.5%(6)	5.4%(54)	47.225	0.000	13.503(5.443~33.498)
心脏病	7.7%(91)	7.7%(78)	0.375	0.541	1.136(0.797~1.619)
中风	1.4%(16)	0.3%(3)	4.646	0.031	0.194(0.044~0.859)
膝骨关节炎	0.2%(2)	1.7%(17)	17.875	0.000	12.602(2.968~53.501)
其他关节病	2.5%(29)	3.0%(30)	0.084	0.772	1.122(0.656~1.919)
抑郁	0.5%(6)	6.2%(63)	46.644	0.000	11.244(4.789~26.396)
癌症	0.8%(10)	3.8%(38)	15.243	0.000	4.800(2.158~10.673)
背痛	5.1%(60)	19.1%(193)	79.475	0.000	3.962(2.886~5.439)
多关节炎	0.3%(4)	1.3%(13)	5.047	0.025	3.812(1.227~11.843)
精神疾病	0.4%(5)	2.9%(29)	18.061	0.000	9.239(2.788~30.614)
偏头痛	0.6%(7)	2.5%(25)	7.893	0.005	3.585(1.493~8.608)

注:Mantel-Haenszel 分层分析

四、慢性病的共存率情况

浙江样本中,63.6%的病人没有本研究纳入的 13 种慢性病(参考组),德国参考组的比例为 42.4%。浙江样本患 1 种或 1 种以上慢性病的比例均低于德国样本,患病构成比在两样本间的差别具有统计学意义(表 5-19)。各种慢性病共存病状况分析见表 5-20。在13 种研究的慢性病中,3 种慢性病(高血压、膝骨关节炎和其他关节病)的共存率的差别具有统计学意义。浙江样本高血压病人平均患慢性病数目为 1.43,38.2%的患者同时患有其他慢性病;同一疾病德国样本平均患慢性病数为 1.75,56.2%的患者同时患有其他慢性病;两样本慢性病共存率差别具有统计学意义。德国样本膝骨关节炎和其他关节病患者慢性病的共存率高达 88.2%和 70.0%,浙江样本只有 2 名膝骨关节炎患者,没有报告共存病;其他关节病的共存率为 41.4%,共存率的差别具有统计学意义。

表 5-19　基层医疗就诊病人慢性病患病构成比

患研究慢性病的数目	浙江省 ($n=1179$)	德国 ($n=1009$)	χ^2	P
0	63.6%	42.4%		
1	25.8%	37.4%		
2	9.3%	15.4%	109.94	<0.001
3	1.3%	4.5%		
4	0.0%	0.4%		

五、慢性病患者的健康相关生命质量

独立样本的 13 种慢性病患者生命质量与参考组的比较、慢性病与人口学因素对健康相关生命质量的影响见第三、四章。全样本 SF-36维度分数及 EQ-5D 各方面报告问题的比例见图 5-13、图 5-14。两

表 5-20 基层医疗就诊病人慢性病共存病构成比

慢性病	浙江省（N=1179）			德国（N=1009）			χ^2	P
	n	平均患慢性病数目（95%CI）	共存病比例	n	平均患慢性病数目（95%CI）	共存病比例		
高血压	280	1.43(1.36~1.50)	38.2%	217	1.75(1.65~1.85)	56.2%	15.954	<0.001
糖尿病	53	1.92(1.75~2.09)	77.4%	78	2.04(1.86~2.22)	74.4%	0.154	0.695
哮喘/COPD	6	2.00(1.34~2.66)	83.3%	54	1.61(1.40~1.83)	44.4%	3.270	0.098
心脏病	91	1.68(1.54~1.82)	57.1%	78	1.99(1.81~2.17)	69.2%	2.625	0.105
中风	16	1.88(1.55~2.20)	75.0%	3	2.00	100.0%	0.950	1.000
膝骨关节炎	2	1.00	0.0%	17	2.29(1.90~2.69)	88.2%	8.382	0.035
其他关节病	29	1.55(1.27~1.83)	41.4%	30	2.10(1.76~2.44)	70.0%	4.901	0.027
抑郁	6	1.17(0.74~1.60)	16.7%	63	1.48(1.31~1.64)	38.1%	1.089	0.406
癌症	10	1.50(0.99~2.01)	40.0%	38	2.00(1.72~2.28)	71.1%	3.337	0.134
背痛	60	1.47(1.31~1.62)	41.7%	193	1.60(1.50~1.71)	45.6%	0.286	0.593
多关节炎	4	1.75(0.23~3.27)	50.0%	13	1.69(1.18~2.21)	46.2%	0.018	1.000
精神疾病	5	1.60(0.49~2.71)	40.0%	19	1.34(1.11~1.58)	27.6%	0.317	0.618
偏头痛	7	1.29(0.83~1.74)	28.6%	25	1.52(1.25~1.79)	44.0%	0.540	0.671

样本就诊病人 SF-36 量表的 8 个维度的得分差别具有统计学意义($P \leqslant 0.001$),浙江病人的 GH、VT 和 MH 维度得分低于德国病人,其余维度得分高于德国病人,经 Bonferroni 校正,$P<0.01$,两样本 SF-36 维度得分差别有统计学意义;EQ-5D 量表显示,德国病人在行动、日常活动、疼痛/不舒服、焦虑/沮丧四个方面报告问题的比例高于浙江病人,差别有统计学意义,在自我照顾方面报告问题的比例无差别。在 SF-36 PCS、MCS 和 EQ-VAS,浙江全样本得分均高于德国全样本,差别具有

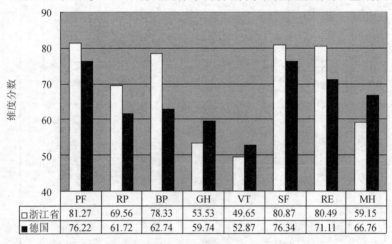

	PF	RP	BP	GH	VT	SF	RE	MH
浙江省	81.27	69.56	78.33	53.53	49.65	80.87	80.49	59.15
德国	76.22	61.72	62.74	59.74	52.87	76.34	71.11	66.76

图 5-13　基层医疗就诊病人 SF-36 维度分数

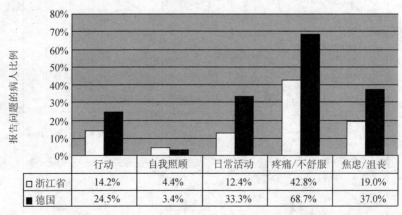

	行动	自我照顾	日常活动	疼痛/不舒服	焦虑/沮丧
浙江省	14.2%	4.4%	12.4%	42.8%	19.0%
德国	24.5%	3.4%	33.3%	68.7%	37.0%

图 5-14　基层医疗就诊病人 EQ-5D 报告问题构成

统计学意义。如表 5-21 所示,除中风、膝骨关节炎、多关节炎、精神疾病和偏头痛外,其余慢性病浙江样本和德国样本的 SF-36 维度分数有差别。德国高血压病人 PF、RP、BP 维度分数低于浙江样本,GH、VT、MH 维度分数高于浙江样本,差别具有统计学意义。与浙江样本相比,德国糖尿病人的 BP 维度分数低,GH、VT、MH 维度分数高。浙江样本心脏病患者的 PF、BP、RE 维度分数高于德国患者,差别具有统计学意义。德国癌症病人的 GH、MH 维度分数高于浙江病人,其余维度分数两者无差别。德国抑郁患者的 GH、VT、MH 维度分数高于浙江样本。虽然两样本的精神疾病患者的总体 SF-36 维度分数没有观察到差别,但是德国患者的 VT、MH 维度得分高于浙江患者,差别具有统计学意义。德国哮喘/COPD 患者的 GH、SF 维度得分高于浙江病人。骨骼肌肉系统,德国其他关节病患者的 GH、VT 维度分数高于浙江病人,背痛患者的 GH、MH 维度得分高,BP 维度得分低,差别具有统计学意义。两样本各疾病组 EQ-5D 报告问题的比例在高血压、糖尿病、心脏病、癌症和背痛患者观察到差别。德国通科诊所就诊高血压患者在日常活动、疼痛/不舒服、焦虑/沮丧三个方面报告问题的比例高于浙江样本,差别具有统计学意义。德国糖尿病患者报告疼痛/不舒服的比例高于浙江,心脏病及癌症患者自我照顾受限的比例低于浙江,但心脏病患者的日常活动受限、疼痛/不舒服的比例高于浙江,背痛病人日常活动受限、疼痛/不舒服、焦虑/沮丧的比例高于浙江,差别具有统计学意义(表5-22)。

表 5-23 比较了两样本疾病别 SF-36 量表的 PCS、MCS 及 EQ-VAS 分数。两样本 SF-36 总分在高血压、糖尿病、哮喘/COPD 和背痛的差别具有统计学意义,浙江样本高血压和背痛患者的 PCS 得分高于德国同种疾病患者,糖尿病和哮喘/COPD 患者的 MCS 得分低于德国同种疾病患者,差别具有统计学意义。浙江样本高血压和心脏病患者的 EQ-VAS 得分高于德国相应疾病患者,差别具有统计学意义。

表5-21 基层医疗就诊病人疾病别 SF-36 维度分数

		PF	RP	BP	GH	VT	SF	RE	MH
高血压[2]**	浙江省	78.07	66.82	77.93	49.01	47.71	82.17	81.14	64.01
	德国	71.46**	58.38*	62.86***	56.27***	56.84***	79.23	77.81	72.37**
糖尿病[2]**	浙江省	70.67	60.74	74.57	38.89	45.87	79.24	84.00	63.10
	德国	66.46	56.74	62.41*	57.96***	59.14**	80.43	80.39	75.06*
哮喘/COPD[2]*	浙江省	53.15	38.89	53.70	25.42	30.08	50.00	80.00	50.67
	德国	68.08	42.71	59.53	47.37***	47.68	73.82*	71.43	66.36
心脏病[2]**	浙江省	70.14	55.75	71.36	43.09	43.32	74.03	79.17	59.36
	德国	59.69*	44.17	57.19***	49.72	46.89	74.66	61.69*	67.42
中风[2]	浙江省	57.64	43.75	67.36	31.41	38.44	67.19	60.42	47.70
	德国	35.74	25.00	54.33	43.75	46.67	50.00	50.00	67.67
膝骨关节炎[2]	浙江省	82.50	0.00	44.44	26.25	49.25	62.50	50.00	71.80
	德国	62.72	46.67	48.76	53.02	57.67	80.15	50.00	72.57
其他关节病[1]*	浙江省	76.03	46.55	62.84	39.57	41.57	76.72	89.58	56.74
	德国	63.38	48.21	47.41	56.09**	51.11*	75.83	69.14	65.85

续 表

		PF	RP	BP	GH	VT	SF	RE	MH
抑郁[2]**	浙江省	61.67	20.83	51.85	14.17	15.33	62.50	33.33	19.93
	德国	68.34	48.88	55.54	54.04***	39.19**	59.02	39.62	46.63**
癌症[1]*	浙江省	61.00	33.33	68.89	29.75	36.85	62.50	66.67	42.60
	德国	66.59	49.24	58.61	51.79*	51.97	71.28	63.64	63.52*
背痛[2]**	浙江省	78.57	62.92	66.67	49.33	49.58	77.50	80.56	55.34
	德国	72.23	52.70	49.74***	58.38**	51.76	76.48	70.88	67.20**
多关节炎[2]	浙江省	65.00	43.75	22.22	31.67	28.88	56.25	66.67	35.10
	德国	57.79	46.15	46.77	46.64	47.92	70.19	55.56	63.33
精神疾病[2]	浙江省	60.00	62.50	51.11	38.44	23.38	72.50	50.00	28.20
	德国	80.86	61.00	69.04	54.10	46.96*	66.07	53.85	56.86*
偏头痛[2]	浙江省	90.00	57.14	58.73	46.43	42.43	85.71	94.44	58.53
	德国	78.87	60.87	55.08	60.54	49.17	75.50	84.06	68.67

注：* 表示 $P<0.05$，** 表示 $P<0.01$，*** 表示 $P<0.001$；

1. 协方差矩阵齐性的多元方差分析（Hotelling T²法）；两组 SF-36 维度得分差别具有统计学意义；

2. 协方差矩阵不齐的 Mann-Whitney U 检验及 Bonferroni 校正：除中风、膝臀关节炎、多关节炎、精神疾病和偏头痛外，其余疾病两组 SF-36 维度得分差别具有统计学意义

表 5－22　基层医疗就诊病人疾病别 EQ－5D 报告问题的比例

报告问题的人数（比例）

		行动	自我照顾	日常活动	疼痛/不舒服	焦虑/沮丧
高血压	浙江省	53(19.1%)	19(6.9%)	47(17.1%)	123(44.6%)	52(18.9%)
	德国	49(25.5%)	7(3.6%)	48(25.4%)*	134(70.2%)***	54(28.4%)*
	RR(95%CI)	1.33(0.95～1.88)	0.53(0.23～1.24)	1.49(1.04～2.12)	1.57(1.34～1.85)	1.50(1.08～2.10)
糖尿病	浙江省	13(24.5%)	5(9.4%)	9(17.0%)	24(45.3%)	10(18.9%)
	德国	24(34.8%)	2(3.0%)	17(25.0%)	45(65.2%)*	20(29.0%)
	RR(95%CI)	1.42(0.80～2.51)	0.32(0.06～1.57)	1.47(0.71～3.04)	1.44(1.02～2.03)	1.54(0.79～3.00)
哮喘/COPD	浙江省	3(50.0%)	0(0.0%)	1(16.7%)	4(66.7%)	2(33.3%)
	德国	18(36.0%)	4(8.0%)	23(46.0%)	39(78.0%)	21(42.9%)
	RR(95%CI)	0.72(0.30～1.74)	—	2.76(0.45～16.94)	1.17(0.65～2.10)	1.29(0.40～4.17)
心脏病	浙江省	24(26.4%)	13(14.3%)	20(22.2%)	51(56.0%)	26(28.9%)
	德国	21(31.3%)	3(4.5%)*	25(37.9%)*	49(75.4%)*	20(29.9%)
	RR(95%CI)	1.19(0.73～1.95)	0.31(0.09～1.06)	1.70(1.04～2.80)	1.34(1.07～1.69)	1.03(0.63～1.69)
中风	浙江省	11(68.8%)	5(31.3%)	7(43.8%)	10(62.5%)	4(25.0%)
	德国	2(100.0%)	0(0.0%)	2(100.0%)	2(100.0%)	2(100.0%)
	RR(95%CI)	1.46(1.04～2.02)	—	2.29(1.31～3.98)	1.60(1.10～2.34)	4.00(1.71～9.35)

续 表

		报告问题的人数（比例）				
		行动	自我照顾	日常活动	疼痛/不舒服	焦虑/沮丧
膝骨关节炎	浙江省	1(50.0%)	0(0.0%)	0(0.0%)	2(100.0%)	0(0.0%)
	德国	9(56.3%)	1(6.3%)	6(37.5%)	16(94.1%)	6(35.3%)
	RR(95%CI)	1.12(0.26~4.80)	—	—	0.94(0.84~1.06)	—
其他关节病	浙江省	9(31.0%)	0(0.0%)	7(24.1%)	18(62.1%)	11(37.9%)
	德国	9(36.0%)	2(8.3%)	9(37.5%)	21(84.0%)	9(36.0%)
	RR(95%CI)	1.16(0.55~2.46)	—	1.55(0.68~3.55)	1.35(0.97~1.89)	0.95(0.47~1.91)
抑郁	浙江省	3(50.0%)	1(16.7%)	2(33.3%)	4(66.7%)	6(100.0%)
	德国	17(30.4%)	1(1.8%)	26(47.3%)	41(75.9%)	45(83.3%)
	RR(95%CI)	0.61(0.25~1.48)	0.11(0.01~1.50)	1.42(0.44~4.55)	1.14(0.63~2.04)	0.83(0.74~0.94)
癌症	浙江省	4(40.0%)	3(30.0%)	4(40.0%)	4(40.0%)	5(55.6%)
	德国	11(31.4%)	0(0.0%)**	19(54.3%)	26(74.3%)	16(47.1%)
	RR(95%CI)	0.79(0.32~1.94)	—	1.36(0.60~3.07)	1.86(0.85~4.07)	0.85(0.43~1.68)
背痛	浙江省	15(25.4%)	4(6.8%)	13(22.0%)	32(54.2%)	12(20.3%)
	德国	50(28.4%)	8(4.6%)	73(41.2%)**	146(83.4%)***	61(34.7%)*
	RR(95%CI)	1.12(0.68~1.84)	0.68(0.21~2.17)	1.87(1.12~3.12)	1.54(1.21~1.96)	1.70(0.99~2.94)

续 表

报告问题的人数（比例）

		行动	自我照顾	日常活动	疼痛/不舒服	焦虑/沮丧
多关节炎	浙江省	2(50.0%)	1(25.0%)	2(50.0%)	4(100.0%)	3(75.0%)
	德国	4(30.8%)	1(7.7%)	5(38.5%)	13(100%)	7(53.8%)
	RR(95%CI)	0.62(0.17~2.20)	0.31(0.02~3.88)	0.77(0.23~2.55)	—	0.72(0.34~1.53)
精神疾病	浙江省	1(20.0%)	0(0.0%)	1(20.0%)	3(60.0%)	3(60.0%)
	德国	3(11.1%)	1(3.6%)	13(48.1%)	20(71.4%)	17(63.0%)
	RR(95%CI)	0.56(0.07~4.32)	—	2.41(0.40~14.51)	1.19(0.56~2.53)	1.05(0.48~2.27)
偏头痛	浙江省	0(0.0%)	0(0.0%)	0(0.0%)	5(83.3%)	1(16.7%)
	德国	7(29.2%)	0(0.0%)	5(20.8%)	20(83.3%)	6(25.0%)
	RR(95%CI)	—	—	—	1.00(0.67~1.49)	1.50(0.22~10.22)

注：* 表示 $P<0.05$，** 表示 $P<0.01$，*** 表示 $P<0.001$。各疾病组报告问题比例的差别用 χ^2 检验（自由度＝1）

表 5 - 23　基层医疗就诊病人疾病别 SF - 36 量表的 PCS、
MCS 及 EQ - VAS 分数

		PCS	MCS	EQ - VAS
高血压[1]**	浙江省	46.62±11.52	49.72±10.73	74.53±14.10
	德国	42.61±10.74***	50.52±10.29	68.58±17.68[b]**
糖尿病[1]**	浙江省	45.11±11.80	48.06±10.42	69.15±18.04
	德国	41.16±12.19	53.26±8.30**	68.78±17.04[a]
哮喘/COPD[1]*	浙江省	35.93±14.52	36.56±7.10	62.33±9.67
	德国	39.07±10.40	47.96±9.83*	59.07±21.86[b]
心脏病[1]	浙江省	42.93±11.83	47.32±11.51	69.85±14.22
	德国	39.02±10.99	47.59±11.12	62.18±17.86[b]*
中风[2]	浙江省	37.61±14.22	43.14±9.55	62.13±15.84
	德国	47.50	59.05	75.00±7.07[a]
膝骨关节炎[2]	浙江省	28.38±3.05	50.85±4.14	79.00±1.41
	德国	34.65±11.10	55.40±6.45	69.54±14.52[b]
其他关节病[1]	浙江省	41.70±12.62	46.04±10.25	69.14±15.59
	德国	40.00±9.57	49.18±10.09	60.27±20.14[a]
抑郁[2]	浙江省	34.13±15.16	31.51±6.45	62.50±17.74
	德国	44.70±12.81	35.60±12.80	61.88±16.88[a]
癌症[1]	浙江省	37.54±13.77	42.16±14.09	58.30±16.38
	德国	42.20±9.98	45.76±14.54	59.00±19.44[a]
背痛[1]*	浙江省	45.66±10.14	47.98±10.53	71.93±16.90
	德国	41.40±10.30**	48.65±11.21	68.29±17.22[a]
多关节炎[1]	浙江省	35.80±14.59	38.12±11.14	50.25±35.98
	德国	37.53±7.20	45.71±11.62	56.80±25.48[a]

续　表

		PCS	MCS	EQ-VAS
精神疾病[1]	浙江省	41.74±15.04	35.65±4.81	69.00±6.22
	德国	48.65±9.51	39.50±14.26	56.08±18.09[b]
偏头痛[1]	浙江省	49.24±10.44	43.92±9.36	61.33±8.82
	德国	43.16±10.22	49.12±10.39	72.29±16.83[a]

注：＊表示 $P<0.05$，＊＊表示 $P<0.01$，＊＊＊表示 $P<0.001$；

1. 协方差矩阵齐性的多元方差分析（Hotelling T^2 法）：两组 SF-36 得分在高血压、糖尿病、哮喘/COPD 和背痛的差别具有统计学意义；

2. 协方差矩阵不齐的 Mann-Whitney U 检验及 Bonferroni 校正：两组 SF-36 得分的差别不具有统计学意义；

a. T 检验：两组 EQ-VAS 得分的差别不具有统计学意义；

b. Mann-Whitney U 检验：两组 EQ-VAS 得分在高血压和心脏病的差别具有统计学意义

表5-24 表示各疾病组年龄/性别常模调整的低分百分比。德国高血压病人 PF、SF 维度的低分百分比高于浙江，心脏病患者 PF、RE 维度的低分百分比高于浙江，背痛患者 PF、RP 维度的低分百分比高于浙江，抑郁症患者 GH 维度的低分百分比低于浙江，差别具有统计学意义。其余疾病组的低分百分比没有观察到差别。两样本参考组相比，德国通科诊所没有报告 13 种慢性病的就诊病人在 PF、RP、GH、SF、RE、MH 维度和 MCS 总分上低分百分比高于浙江样本，在 BP 维度上低于浙江，在 VT 维度及 PCS 总分上差别不具有统计学意义。

第三节　讨论与建议

本研究从一个侧面展示了工业国家和发展中国家沿海地区的疾病谱。在德国，基层医疗中排名前 5 位的疾病依次为循环系统疾病、肌肉骨骼系统疾病、内分泌代谢和营养疾病、综合及非特异疾病和消化系统疾病；在浙江依次为循环系统疾病、综合及非特异疾病、消化系统疾病、

表5-24 基层医疗就诊病人疾病别 SF-36 低分百分比

		PF	RP	BP	GH	VT	SF	RE	MH	PCS	MCS
参考组	浙江省	19.2	31.8	39.7	29.3	26.8	24.1	28.5	26.8	33.7	25.0
	德国	37.8***	39.1*	28.3***	35.5*	30.3	34.8***	39.8***	35.6**	33.2	43.5***
高血压	浙江省	17.6	30.9	24.0	32.8	28.8	20.7	22.1	20.1	29.7	23.2
	德国	34.5***	37.9	29.5	38.3	28.3	32.4**	27.3	20.7	37.2	30.3
糖尿病	浙江省	23.1	34.6	30.8	46.2	34.6	24.5	18.0	21.2	30.6	30.6
	德国	39.4	38.3	30.3	36.1	19.0	32.3	21.3	23.8	41.8	25.5
哮喘/COPD	浙江省	50.0	66.7	50.0	83.3	50.0	66.7	20.0	33.3	60.0	80.0
	德国	60.9	61.9	54.3	57.8	56.8	45.7	34.9	43.2	63.4	46.3
心脏病	浙江省	27.7	38.6	40.5	39.3	38.1	34.5	22.9	28.9	37.5	31.3
	德国	46.9*	50.0	43.5	46.6	43.1	34.4	40.7*	38.6	53.2	40.4
中风	浙江省	56.3	50.0	43.8	75.0	31.3	56.3	43.8	43.8	62.5	56.3
	德国	100.0	100.0	50.0	100.0	100.0	100.0	—	50.0	—	—
膝骨关节炎	浙江省	0.0	100.0	100.0	100.0	50.0	100.0	50.0	0.0	100.0	0.0
	德国	52.9	53.3	52.9	46.7	26.7	35.3	12.5	7.1	61.5	7.7

续 表

		PF	RP	BP	GH	VT	SF	RE	MH	PCS	MCS
其他关节病	浙江省	27.6	58.6	55.2	44.8	27.6	24.1	34.5	34.5	55.2	24.1
	德国	52.0	43.5	45.8	50.0	39.1	32.0	39.1	30.4	50.0	30.0
抑郁	浙江省	16.7	66.7	66.7	100.0	83.3	66.7	66.7	100.0	83.3	83.3
	德国	47.1	53.3	46.2	47.9*	66.0	60.8	73.9	66.0	38.1	71.4
癌症	浙江省	55.6	50.0	55.6	66.7	55.6	55.6	37.5	44.4	62.5	62.5
	德国	42.9	52.0	46.4	40.0	38.5	39.3	40.7	38.5	52.2	43.5
背痛	浙江省	26.3	40.0	48.3	39.0	28.3	21.7	26.7	28.3	38.6	29.8
	德国	47.4**	55.6*	57.8	43.7	37.5	35.3	37.7	37.5	53.6	37.7
多关节炎	浙江省	66.7	75.0	100.0	66.7	75.0	75.0	50.0	75.0	66.7	66.7
	德国	58.3	50.0	58.3	63.6	45.5	33.3	54.5	36.4	60.0	60.0
精神疾病	浙江省	66.7	33.3	66.7	66.7	100.0	66.7	66.7	66.7	66.7	66.7
	德国	43.5	52.4	22.7	59.1	43.5	52.2	59.1	52.2	35.0	55.0
偏头痛	浙江省	14.3	42.9	85.7	42.9	42.9	0.0	16.7	14.3	33.3	50.0
	德国	57.1	55.0	52.4	45.1	45.0	33.3	25.0	15.0	55.0	25.0

注：*表示 $P<0.05$，**表示 $P<0.01$，***表示 $P<0.001$

呼吸系统疾病和肌肉骨骼系统疾病。由于样本来源于基层医疗,因而样本资料反映总人群疾病谱的程度受到基层医疗在国家卫生保健系统中地位的影响。在荷兰、英国等国家,基层医疗是整个国家卫生保健系统的入口,全科医生是健康的"守门员",人群健康信息被常规收集,来自基层医疗的资料能真实反映人群的疾病状况。然而基层医疗在相当多的国家(比如中国和德国)处于与专科医疗并行(地位或轻或重)的位置,当出现健康问题时,病人可自由选择医疗方式和就诊医生。本研究的发现可能不能准确估计一般人群中的流行病学状况,但却能反映在一个特定的基层医疗系统下,就诊病人的反应和患病状况,以及卫生服务的提供情况。基层医疗在两国虽然都提供综合性服务,但德国全科医生一般不提供妇产科保健,相关健康问题由社区的专科医生来解决。因此,德国样本女性生殖系统及妊娠分娩和计划生育排位趋后。浙江样本中没有属于社会/社交问题的诊断,抑郁症的诊断率也很低(0.5%),是这些健康问题的流行率确实低下,抑或是人们的健康观念和/或就诊行为使然,还是全科医生的专业知识无法识别这些疾病值得进一步探索。近期一项研究发现,在 2571 例杭州社区卫生服务中心(站)就诊的患者中,15.4%的患者存在抑郁症状,其中 4.6%的患者存在重度抑郁。需要说明的是,该研究使用病人健康问卷抑郁量表(Patient Health Questionnaire Depression Module,PHQ),而使用严格的临床结构访谈得到的患病率数据通常低于筛查表估计的数据。另外,浙江样本中,受气候和地域影响,急性上呼吸道感染和中暑病人相当多。

在全科医疗领域已经出版的有关共存病的书籍很少,而且大多在慢性病领域。样本资料显示,德国通科诊所就诊病人慢性病的患病率除高血压、心脏病和其他关节病外均高于浙江样本(中风由于纳入标准略有差别,以及病例数太少不能确切估计),德国病人高血压和其他关节病的共存率高于浙江病人,提示德国通科诊所就诊病人的慢性病患病状况较为严重。

一、跨文化生命质量测量

跨文化研究指的是不同文化或文化群间的研究,这与在多国进行的跨国研究在内涵上有所不同。国家之间如果有相同的文化起源,各种关心的事物或现象很相似,跨国研究就可能不是跨文化的。但一般说来,跨国研究通常是跨文化的,跨文化研究倒不一定是跨国的。本研究是跨国的,本质上是跨文化的。随着医学研究领域国际合作的加强,将跨文化的通用型工具用于健康相关生命质量测评的必要性已经凸显。本研究的生命质量部分属于观察性流行病学研究,研究重点在于不同文化间特定人群(基层医疗)的健康相关生命质量状况。

跨文化研究存在三种不同导向:绝对主义、普遍主义和相对主义。绝对主义假定不同文化间概念的内涵和结构差别是不存在的或是可以忽略的,要让起源于一种文化的量表在另一种文化中使用只需注重语言学的元素就可以了。普遍主义认为人类拥有基本的过程和元素,但文化对概念的表达具有显著影响,对行为的变异具有明显作用;脱离于文化背景的定义和概念的测量是不可能获得的,将量表用于跨文化背景需要经过文化调适:即验证在何种程度上概念由相同维度构成,维度间具有相同关系。相对主义假定文化对行为改变的作用是巨大的,因而不能使用标准工具,只能采用地方工具。在跨文化生命质量研究中,尚无研究者采纳相对主义的方法,而绝对主义导向导致了"均等性"概念的内涵及其评价混淆不清;普遍主义导向则需要对不同文化HRQOL 的概念化做不断的研究测评。目前研制用于国际研究的HRQOL 量表有三种方法。① 序列法:将一国内业已存在的测评工具翻译并调适成其他语言,如 SF - 36 量表。② 平行法:形成国际测试方法,通过重新设计或修订一组条目,在同一条目池里能够反映不同国家的 HRQOL,如 EQ - 5D 量表。③ 同时法:交互构建一种新的量表充当"概念伞",在伞下每一国家或文化群组能够发展各自的独特内容和评价策略,如世界卫生组织生存质量测定(WHOQOL)量表。较平行法和同时法而言,序列法较容易受绝对主义导向的影响。当采用序列法时,翻译和评价必须沿用量表性能验证的一套程序。Corless IB

等认为,测试工具被选择用于跨文化生命质量研究之前,必须考察以下几个方面:① 是否是不同文化共同感兴趣的现象;② 跨文化还是跨国测量;③ 这些现象在不同文化是否同样显著;④ 概念均等性;⑤ 量表起源国家的文化霸权和应用国的文化有效性;⑥ 文化均等性;⑦ 忠于源量表与适宜性;⑧ 隐私和曝光;⑨ 形式是否适宜;⑩ 翻译的资源利用。比如 SF-36 量表,国际生命质量评价项目使用三阶段序列法获取可比的语言版本,包括概念均等性的翻译;有关条目计分和维度构造假设的心理学测验;效度和常模研究。德文版和中文版 SF-36 量表的研究者均采用这些严格的方法学过程检验 SF-36 量表的均等性,由于东西方文化的差异,德文版量表在功能上比中文版更接近于源量表。EQ-5D 量表是第一个采用平行法研制的通用型 HRQOL 量表,条目源自 216 题组成的条目池,内容与不同文化有关。所有的译本采用遵循国际指南的标准化方案,确保与英语源量表的均等性,包括前译/后译的翻译过程和认知访谈。基于普遍主义的方法,我们对两样本的 HRQOL 资料进行独立分析,再从 HRQOL 绝对值、相对值及影响因素多层面进行分析比较。

二、生命质量测定的绝对值

全样本浙江病人在 SF-36 量表中的 GH、VT、MH 维度得分低于德国病人,其余维度得分高于德国病人;德国病人在 EQ-5D 量表中的行动、日常活动、疼痛/不舒服和焦虑/沮丧四个方面报告问题的比例高于浙江病人,差别有统计学意义,在自我照顾方面报告问题的比例无差别。SF-36 PCS、MCS 和 EQ-VAS,浙江全样本均高于德国全样本,差别具有统计学意义。总体来说,浙江病人的生命质量测评优于德国病人。疾病组比较因疾病和分数类型而异。除中风、膝骨关节炎、多关节炎和偏头痛外,其余 9 种慢性病维度分数观察到差别:德国高血压、糖尿病、心脏病和背痛患者至少有一个生理方面(PF、RP、BP 维度)的维度得分低于浙江患者,每种疾病的 BP 维度得分均低于浙江患者;除心脏病外,8 种慢性病在 GH、VT、SF、MH 四个维度中至少两个维度得分德国患者高于浙江患者。SF-36 总分在高血压、糖尿病、哮喘/

COPD 和背痛的差别具有统计学意义,浙江样本高血压和背痛患者的 PCS 得分高于德国同种疾病患者,糖尿病和哮喘/COPD 患者的 MCS 得分低于德国同种疾病患者。各疾病组 EQ-5D 报告问题的比例在高血压、糖尿病、心脏病、癌症和背痛观察到差别。除癌症外,德国通科诊所四种疾病患者报告疼痛/不舒服的比例均高于浙江患者,三种慢性病(高血压、心脏病和背痛)报告日常活动受限的比例较浙江高,与 SF-36 相关维度分数(PF、BP)结果吻合。SF-36 量表有较多的条目和维度,对生命质量的差异更加敏感,来自两量表的结果总的来说较为一致,又互相补充。但也有例外。德国心脏病及癌症患者报告较低的自我受限比例,但 PF 维度(第 10 个条目 PF10 与自我照顾内涵一致)得分较浙江低(心脏病)或无差别(癌症);德国高血压和背痛患者报告较高的焦虑/沮丧(一条目三分类)的比例,但 SF-36 MH 维度(五条目六分类)得分高于浙江患者,MCS 无差别。

三、生命质量测定的相对值

考虑生命质量评价的相对性,本研究假设年龄/性别调整的 SF-36 常模第 25 百分位数是一个较为合适的代表健康明显受限的二分类指标。各疾病组各自年龄/性别常模调整的低分百分比缩小了生命质量绝对值测评的差距。各疾病组在 SF-36 总分没有显示差别。德国高血压、心脏病和背痛患者在两个维度(其一是 PF 维度)的低分百分比高于浙江,两者在 BP 维度的低分百分比无差别。德国抑郁症患者 GH 维度的低分百分比低于浙江患者。其余疾病组的低分百分比没有观察到差别。两样本参考组相比,德国通科诊所没有报告 13 种慢性病的就诊者 BP 维度的低分百分比低于浙江,其余 SF-36 维度分数或总分的低分百分比高于浙江样本或无差别,提示浙江样本参考组的生命质量优于德国患者,但较多患者有明显的疼痛症状。

四、生命质量的影响因素

就诊于基层医疗的病人不同于开放人群(Open Population),也不同于专科医疗。基层医疗有很多病情较轻的人,也有大量的慢性病人,因此专科医疗就诊病人的功能状态和生命质量不能外推至基层医疗病人。基层医疗中疾病的特点、患病人群的反应以及基层医疗的特点使得这一领域的 HRQOL 评价显示了一个独特的疾病负担，并在文化间具有共同点。影响病人的 HRQOL 的疾病不是高血压和糖尿病，而是哮喘/COPD、膝骨关节炎、其他关节病和抑郁等这样一些躯体和精神疾患。如果某种疾病对生命质量的损害是相似的，那么在此领域国际的共同努力是有意义的。本研究结果可为疾病防治的国际合作提供证据。

两样本对 HRQOL 作用基本相似的社会人口学因素是本人的严重病痛经历、年龄、失业和婚姻状况。德国样本发现家庭成员的严重病痛经历对 HRQOL 具有负效应，教育与良好的健康自评相联系。浙江样本观察到学生或退休者的生理健康较就业者差；戒烟者生理健康和心理健康较从未吸烟者差，而吸烟者未观察到独立影响；除基本医疗保险、商业医疗保险以外的其他保险覆盖人群（包括无保险）的生命质量评分较低。这些差别揭示了两国社会经济的一些特征。作为高福利的工业化国家，德国教育是免费的，法定医疗保险的覆盖率很高；中国是人口大国，各种资源相对短缺，学生、退休者、戒烟者和其他医疗保险覆盖者（大多无保险）均与相对低的社会经济地位相联系。鉴于本研究为横断面研究，基层医疗领域人口学特征与 HRQOL 的联系需要纵向研究来验证，并进一步阐明它们的临床和社会意义。

五、本研究的局限性

首先是样本的代表性问题。满足 White KL 等在 1961 年设定的全国代表性的数据库无论在德国还是中国都不可及。本研究资料反映了有研究意愿的通科诊所（社区卫生服务）中知情同意的就诊病人的状况，尚不能充分代表各自国家全国性的基层医疗的现状，也不可避免导致整个人群中的患病人数被低估。其次是一些社会人口学特征的可比性问题。比如德国的法定医疗保险和中国发展中的基本医疗保险，实质上两国的保险结构是不一样的；学位或专业资格在两国的设置和获取难易度也有差异。再次是疾病别的样本量问题。德国全样本中只有 3 名中风病人,浙江样本中,哮喘/COPD、膝骨关节炎、抑郁、多关节炎、精神疾病和偏头痛的患者数均少于 10 人,有关统计推断可能包含Ⅱ类错误的可能。如能在社区卫生服务建立全国(省)的信息收集网络(德国也是如此),将能进行更为可靠地比较并得出更具可比性的结论。

六、结论

　　基层医疗无论在发达国家还是发展中国家都是卫生保健系统的一个明显特征。然而在中国和专科医学高度发展的很多欧美国家,有关基层医疗患病状况的信息是不充分的。ICPC 逐渐成为全科/家庭医疗领域收集病人数据的总的编码原则;另一方面,健康相关生命质量成为健康状况的一个重要方面,国际药物试验和临床研究以及全球卫生政策使得跨文化生命质量研究快速发展。这两个方面使得基层医疗患病状况和慢性病健康相关生命质量的跨文化比较成为可能。

　　本研究从一个侧面展示了德国和中国浙江省较为接近的疾病谱。由于样本来源于基层医疗,样本资料反映整个国家人群疾病谱的程度受到基层医疗在国家卫生保健系统中地位的影响。本研究的发现可能不能准确估计一般人群中的流行病学状况,但却能反映在一个特定的基层医疗系统下,由患者反应和卫生服务提供所决定的就诊病人的患病状况。德国通科诊所就诊病人慢性病的患病率除高血压、心脏病、其他关节病和中风外均,高于浙江样本;高血压和其他关节病的共存率高于浙江病人,提示德国通科诊所就诊病人的慢性病患病状况较为严重。

　　全样本总体来说,浙江病人的生命质量测评优于德国病人。疾病组比较因疾病和分数类型而异。除中风、膝骨关节炎、多关节炎和偏头痛外,其余 9 种慢性病 SF－36 维度分数观察到差别,并呈现这样一种倾向:浙江患者在生理方面的维度得分高于德国患者,在心理方面的维度得分低于德国患者。各疾病组 EQ－5D 报告问题的比例在高血压、糖尿病、心脏病、癌症和背痛观察到差别,与 SF－36 维度分数结果基本吻合。SF－36 总分在较少疾病组观察到差别。浙江样本高血压和背痛患者的 PCS 得分高于德国同种疾病患者,糖尿病和哮喘/COPD 患者的 MCS 得分低于德国同种疾病患者。浙江高血压和心脏病患者视觉模拟尺度 EQ - VAS 得分高于德国相应疾病患者,其余疾病无差别。

各疾病组相对各自年龄/性别 SF - 36 常模调整的低分百分比缩小了生命质量绝对值测评的差距。各疾病组在 SF - 36 总分没有显示差别。德国高血压、心脏病、背痛患者在两个维度(其一是 PF 维度)的低分百分比高于浙江,两者在 BP 维度的低分百分比无差别。德国抑郁症患者 GH 维度的低分百分比低于浙江患者。其余疾病组没有观察到差别。浙江样本参考组的生命质量优于德国患者,但较多患者有明显的疼痛症状。

基层医疗领域的 HRQOL 评价显示了一个独特的疾病负担,并在文化间具有相当的共同点。影响病人 HRQOL 的疾病不是高血压和糖尿病,而是哮喘/COPD、膝骨关节炎、其他关节病和抑郁等躯体和精神疾患。本研究结果可为疾病防治的国际合作提供证据。两样本对 HRQOL 作用基本相似的社会人口学因素是本人的严重病痛经历、年龄、失业和婚姻状况。样本特异地影响 HRQOL 的社会人口学因素提示了两国社会经济的某些特征,有待纵向研究进一步验证其联系,并阐明它们的临床和社会意义。

参考文献

1. Anderson RT, Aaronson NK, Bullinger M, et al. A review of the progress towards developing health-related quality-of-life instruments for international clinical studies and outcomes research [J]. Pharmacoeconomics,1996,10:336 - 355.

2. Brooks R. EuroQol: the current state of play[J]. Health Policy,1996,37:53 - 72.

3. Bullinger M, Anderson R, Cella D, et al. Developing and evaluating cross-cultural instruments from minimum requirements to optimal models[J]. Qual Life Res,1993,2:451 - 459.

4. Bullinger M, Kirchberger I. SF - 36 Health Survey: manual and interpretation guide［M］. Goettingen: Hogrefe-Verlag GmbH &Co. KG, 1998.

5. Corless IB, Nicholas PK, Nokes KM. Issues in cross-cultural quality-of-life research［J］. J Nurs Scholarsh, 2001, 33: 15 - 20.

6. Geigle R, Jones SB. Outcomes measurement: a report from the front［J］. Inquiry, 1990, 27: 7.

7. Herdman M, Fox-Rushby J, Badia X. 'Equivalence' and the translation and adaptation of health-related quality of life questionnaires［J］. Qual Life Res, 1997, 6: 237 - 247.

8. Herdman M, Fox-Rushby J, Badia X. A model of equivalence in the cultural adaptation of HRQOL instruments: the universalist approach［J］. Qual Life Res, 1998,7: 323 - 335.

9. Lam CL, Lauder IJ. The impact of chronic diseases on the health-related quality of life (HRQOL) of Chinese patients in primary care［J］. Fam Pract, 2000, 17: 159 - 166.

10. Li L, Wang HM, Shen Y. Chinese SF - 36 Health Survey: translation, cultural adaptation, validation, and normalization［J］. J Epidemiol Community Health, 2003, 57: 259 - 263.

11. McDowell I, Newell C. Measuring health: a guide to rating scales and questionnaires［M］. New York: Oxford University Press, 1987.

12. Okkes IM, Polderman GO, Fryer GE, et al. The role of family practice in different health care systems: a comparison of reasons for encounter, diagnoses, and interventions in primary care populations in the Netherlands, Japan, Poland, and the United States［J］. Fam Pract, 2002, 51: 72 - 73.

13. Oman AR. Epidemiologic transition in the United States［J］. Populat Bulletin, 1977, 32: 2.

14. Rose MS, Koshman ML, Spreng S, et al. Statistical issues

encountered in the comparison of health-related quality of life in diseased patients to published general population norms: problems and solutions[J]. J Clin Epidemiol, 1999, 52: 405 - 412.

15. Schellevis FG, van der Velden J, van de Lisdonk E, et al. Comorbidity of chronic diseases in general practice [J]. J Clin Epidemiol, 1993, 46: 469 - 473.

16. Starfield BH. Primary care: balancing health needs, services, and technology [M]. Oxford: Oxford University press, 1998.

17. Till JE, Osoba D, Oater L, et al. Research on health-related quality of life: dissemination into practical applications[J]. Qual Life Res, 1994, 3: 279 - 283.

18. Ware JE, Snow KK, Kosinski M, et al. SF - 36 Health survey-manual and interpretation guide[M]. Boston: The Health Institute, New England Medical Center, 1993.

19. Ware JE Jr, Gandek B. Overview of the SF - 36 Health Survey and the International Quality of Life Assessment (IQOLA) Project[J]. J Clin Epidemiol, 1998, 51: 903 - 912.

20. Wensing M, Vingerhoets E, Grol R. Functional status, health problems, age and comorbidity in primary care patients[J]. Qual Life Res, 2001, 10: 141 - 148.

21. White KL, Williams TF, Greenberg BG. The ecology of medical care[J]. N Engl J Med, 1961, 265: 885 - 892.

22. WONCA International Classification Committee. International Classification of Primary Care—ICPC-2 (Chinese translation)[M]. Hong Kong: The Hong Kong College of Family Physicians, 2000.

23. World Health Organization. Primary Health Care [M]. Geneva: World Health Organization, 1978.

24. Wun YT, Chan K, Lee A. Co-morbidity in general practice[J].

Fam Pract，1998，15：266－268.

25. Wun Y，Lu X，Liang W，et al. The work by the developing primary care team in China：a survey in two cities[J]. Fam Pract，2000，17：10－15.

26. 李琳，范海楠，方瑜，等. 城市社区卫生服务站就诊患者的抑郁情绪及症状表达[J]. 中国心理卫生杂志，2013，27(1)：18－22.

附录1　SF－36 量表测量性能的再评价

SF－36 健康调查量表是国际上最为常用的生命质量标准化测量工具之一，在国内也是最为常用的普适性生命质量量表之一。SF－36 量表在不同人群中均体现了良好的信度和效度，但有关量表条目选项重编码和大样本一般人群的正常参考值研究很少见。本节将简要介绍 SF－36 量表在杭州人群中有关条目计分假设、测量性能和人群常模的再评价及更新。

一、研究方法

调查时间为 2008 年。在浙江省杭州市采用多阶段分层整群随机抽样法，按街道、居民区、户三级抽样进行调查研究。第一阶段分别从下城区（中心城区）、拱墅区（次中心城区）、余杭区（郊区）各抽 3 个街道，第二阶段再从每个抽中的街道中各抽取 2 个居民区，第三阶段从抽中的居民区中各随机抽取 70 户。每个街道调查样本量为 200 人，总样本量 $n=1800$。

对抽中户中 14 岁以上的常住人口全部进行入户问卷调查，常住人口指居住并生活在一起（时间在半年以上）的家庭成员和非家庭成员（如亲戚、保姆等其他人），如果单身居住也作为一个住户调查。如果调查员三次上门家中无人，则从候补调查户中按顺序补充调查，直至满足样本量要求。

每个街道在第一天调查的居民中随机抽取 7 人，2 周后重新调查一次。每区重新调查样本量 20 例。

调查表中 SF－36 量表和一般情况问卷由调查对象自填；一般人

群的患病情况由调查员询问后填写。调查员先对调查目的进行说明，征得调查对象同意，填写知情同意书，将调查问卷发给调查对象填写。因病或者教育程度等原因无法自评者，由调查员逐条询问记录。调查对象填完后由调查员收回并检查，如有漏项则立刻补填完整。

SF-36 健康调查量表包括 8 个维度，每个维度包含 2～10 个条目，总共 36 个条目，分别属于生理健康和心理健康两大类。8 个维度分别是：生理功能(Physical Functioning, PF)指健康原因使生理活动受限；生理职能(Role-Physical, RP)指生理健康原因使角色活动受限；躯体疼痛(Bodily Pain, BP)指疼痛程度使日常活动受限；总体健康(General Health, GH)指个体对自身健康状况及其发展趋势的评价；活力(Vitality, VT)指个体对自身精力和疲劳程度的主观感受；社会功能(Social Functioning, SF)指生理或情感原因使社会活动受限；情感职能(Role-Emotional, RE)指情感原因使角色活动受限；精神健康(Mental Health, MH)指心理压力及良好适应。在 8 个维度的基础上，计算生理健康总分(Physical Component Summary Score, PCS)和心理健康总分(Mental Component Summary Score, MCS)。

患者一般情况主要包括调查对象的性别、出生年月、生活状况、教育程度、工作状况、家庭年收入、保险、本人及家人的严重病痛经历等。患病情况包括调查对象是否患有慢性病以及患有何种慢性病等内容。

用 EpiData3.1 建立数据库，用 SPSS 16.0 软件进行统计分析。研究中采用 T 检验、方差分析、相关分析、因子分析、非参数检验等统计分析方法。

二、主要结果

(一) 一般人口学情况

从随机抽取的 1260 户居民中获得 1800 个样本，按平均每户有两个符合条件的受访者估算，估计应答率为 71.4%。其中有效问卷 1790 份，完整回答 SF-36 量表人数为 1554 人，占 86.8%。

在调查人群中，男性 858 人(48.3%)，女性 918 人(51.7%)；年龄范围为 14～99 岁，平均年龄为(47.6±17.5)岁，中位年龄为 41.5 岁。一般人群的一般人口学情况见附表 1-1。

附表 1-1　社区一般人群人口学特征

人口学特征	社区一般人群数目（比例）
年龄组	
≤44 岁	761(42.8%)
45～59 岁	565(31.8%)
60～74 岁	321(18.0%)
≥75 岁	131(7.4%)
生活状况	
单身	269(15.2%)
已婚或同居	1397(79.2%)
丧偶	76(4.3%)
离婚或分居	23(1.3%)
教育程度	
没上过学	60(3.4%)
小学	272(15.5%)
初中	460(26.1%)
高中或中专	418(23.8%)
大专及以上	550(31.2%)
工作状况	
工作	814(47.9%)
退休	565(33.3%)
家务	101(5.9%)
学生	120(7.1%)
正在找工作	69(4.0%)
其他	30(1.8%)

续　表

人口学特征	社区一般人群数目（比例）
家庭年收入	
<6 万元	1293(80.6%)
6 万～20 万元	299(18.6%)
>20 万元	12(0.8%)
医疗保险	
城镇职工	1144(66.6%)
新农合	148(8.6%)
城镇居民	313(18.2%)
商业保险	52(3.0%)
医疗救助	3(0.2%)
其他保险	123(6.8%)

（二）条目计分

SF-36 量表的应答者中 1554 人完整回答了所有条目(86.8%)，236 人(13.2%)有一个或以上的缺失答案。SF-36 量表各条目的缺失值较低，变化范围为 0.8%(GH1、PF10)～4.2%(SF2)。

对条目含两个以上水平的维度进行重编码。在 PF 维度中，各选择项的平均经验分数为 1.0,2.1,3.0。在 GH01 维度中，按健康状态从差到好，各选择项的平均经验分数为 1.0,3.3,4.3,4.8,5.0。GH02～GH05 维度中，按健康状态从差到好，各选择项的平均经验分数为 1.0,1.6,2.4,3.4,5.0。在 VT 维度中，按健康状态从差到好，各选择项的平均经验分数为 1.0,2.1,2.5,3.8,4.6,6.0。在 MH 维度，指示较低健康状态的两个选择项的位置互换了，按健康状态从差到好，平均经验分数为 1.9,1.0,1.8,3.0,4.3,6.0。

（三）信度

通过内部一致性信度和重测信度来评价 SF-36 量表的信度。

SF - 36 量表各维度之间的相关性均呈中低度相关,提示各维度之间既相互联系又彼此独立,8 个维度 Cronbach's α 系数除 SF 维度外,其余维度均大于 0.7,表明各维度内部一致性良好(附表 1 - 2)。

附表 1 - 2　SF - 36 量表内部一致性信度和维度间相关

维度	Cronbach's α	PF	RP	BP	GH	VT	SF	RE
PF	0.922							
RP	0.908	0.452						
BP	0.859	0.423	0.550					
GH	0.767	0.403	0.404	0.498				
VT	0.724	0.445	0.456	0.544	0.636			
SF	0.516	0.324	0.383	0.449	0.384	0.410		
RE	0.866	0.358	0.598	0.388	0.297	0.388	0.339	
MH	0.817	0.272	0.316	0.405	0.463	0.641	0.484	0.355

在第 1 天调查的居民中随机抽取 7 人,2 周后重新调查一次,将两次测量结果的 8 个维度得分情况做 Pearson 相关分析和配对 T 检验。结果显示,两次测量结果差异无统计学意义,重测相关系数均大于 0.6(所有 $P<0.001$),量表重测信度较好(附表 1 - 3)。

附表 1 - 3　SF - 36 量表重测信度

维度	第一次测量	第二次测量	配对 T 检验		重测相关	
			t	P	r	P
PF	78.0±25.2	80.4±21.5	−1.195	0.238	0.832	<0.001
RP	77.5±38.6	78.0±35.9	0.125	0.901	0.713	<0.001
BP	82.2±21.9	84.0±21.9	−0.698	0.488	0.662	<0.001
GH	56.0±22.3	54.6±19.1	0.648	0.52	0.746	<0.001
VT	53.9±19.9	56.9±19.4	−1.158	0.253	0.671	<0.001
SF	80.5±17.0	80.3±19.3	0.116	0.908	0.652	<0.001
RE	82.0±35.1	80.0±36.8	0.535	0.595	0.732	<0.001
MH	56.5±23.7	60.4±21.0	−1.621	0.112	0.749	<0.001

（四）效度

各条目和各维度间相关分析的结果显示，各条目与所属维度的相关系数均大于 0.6（附表 1 - 4）。

附表 1 - 4　SF - 36 量表条目和假设维度的相关

条目	M	SD	PF	RP	BP	GH	VT	SF	RE	MH
PF										
PF01	2.18	0.76	**0.63**	0.37	0.36	0.43	0.45	0.18	0.21	0.17
PF02	2.56	0.65	**0.79**	0.39	0.37	0.35	0.39	0.25	0.28	0.22
PF03	2.52	0.68	**0.82**	0.39	0.35	0.39	0.42	0.24	0.32	0.22
PF04	2.64	0.60	**0.84**	0.39	0.38	0.37	0.39	0.29	0.30	0.25
PF05	2.84	0.47	**0.77**	0.21	0.23	0.19	0.22	0.25	0.21	0.17
PF06	2.73	0.56	**0.82**	0.37	0.36	0.31	0.34	0.27	0.28	0.22
PF07	2.68	0.60	**0.79**	0.38	0.36	0.30	0.38	0.32	0.29	0.28
PF08	2.76	0.53	**0.85**	0.39	0.36	0.31	0.35	0.31	0.31	0.24
PF09	2.86	0.45	**0.77**	0.23	0.25	0.20	0.23	0.27	0.24	0.20
PF10	2.86	0.44	**0.72**	0.23	0.24	0.17	0.20	0.28	0.24	0.20
RP										
RP01	1.82	0.38	0.39	**0.89**	0.47	0.34	0.38	0.37	0.53	0.28
RP02	1.82	0.39	0.37	**0.89**	0.47	0.35	0.41	0.36	0.51	0.29
RP03	1.84	0.36	0.41	**0.89**	0.47	0.36	0.39	0.31	0.55	0.26
RP04	1.85	0.36	0.41	**0.87**	0.50	0.36	0.41	0.30	0.52	0.27
BP										
BP01	1.76	1.02	−0.40	−0.50	**−0.97**	−0.48	−0.52	−0.43	−0.35	−0.39
BP02	1.45	0.69	−0.43	−0.55	**−0.93**	−0.46	−0.52	−0.45	−0.39	−0.39

续　表

条目	M	SD	PF	RP	BP	GH	VT	SF	RE	MH
GH										
GH01	2.83	1.06	−0.39	−.035	−0.47	**−0.64**	−0.54	−0.24	−0.25	−0.30
GH02	3.87	1.09	0.35	0.34	0.40	**0.75**	0.44	0.33	0.25	0.38
GH03	2.35	1.09	−0.19	−0.23	−0.22	**−0.62**	−0.35	−0.20	−0.16	−0.26
GH04	3.64	1.10	0.26	−0.25	0.34	**0.71**	0.41	0.28	0.23	0.30
GH05	2.48	1.15	−0.33	−0.34	−0.41	**−0.76**	−0.55	−0.30	−0.22	−0.36
VT										
VT01	2.97	1.38	−0.43	−0.42	−0.47	−0.56	**−0.81**	−0.31	−0.31	−0.42
VT02	3.07	1.42	−0.36	−0.39	−0.42	−0.55	**−0.80**	−0.34	−0.28	−0.49
VT03	4.77	1.05	0.28	0.27	0.37	0.38	**0.69**	0.31	0.30	0.51
VT04	4.63	1.04	0.32	0.31	0.42	0.41	**0.72**	0.33	0.34	0.48
SF										
SF01	1.33	0.66	−0.35	−0.41	−0.54	−0.37	−0.39	**−0.74**	−0.40	−0.41
SF02	4.06	1.13	0.25	0.27	0.30	0.30	0.33	**0.92**	0.23	0.41
RE										
RE01	1.89	0.31	0.32	0.53	0.31	0.24	0.31	0.29	**0.91**	0.31
RE02	1.89	0.31	0.33	0.48	0.35	0.27	0.34	0.30	**0.89**	0.29
RE03	1.86	0.35	0.28	0.48	0.36	0.26	0.34	0.32	**0.87**	0.33
MH										
MH01	4.97	1.09	0.16	0.18	0.25	0.26	0.35	0.31	0.23	**0.69**
MH02	5.10	1.08	0.20	0.25	0.31	0.33	0.44	0.41	0.31	**0.77**

续 表

条目	M	SD	PF	RP	BP	GH	VT	SF	RE	MH
MH03	2.56	1.29	−0.23	−0.22	−0.27	−0.33	−0.49	−0.29	−0.25	**−0.62**
MH04	5.12	0.99	0.21	0.24	0.30	0.31	0.44	0.42	0.31	**0.73**
MH05	2.55	1.28	−0.24	−0.22	−0.29	−0.42	−0.52	−0.34	−0.24	**−0.68**
HT	2.85	0.87	−0.27	−0.26	−0.34	−0.39	−0.37	−0.14	−0.22	−0.19

对社区一般人群调查问卷进行因子分析,SF-36 量表经 KMO 和球形 Bartlet T 检验,KMO 值大于 0.8,BartletT 检验 P 值小于 0.001,由此可以看出,变量之间具有较高的相关性,适合做因子分析。因子分析方差最大旋转法产生了两个主成分,解释了 62.5% 的总方差。实际因子负荷与理论模型不完全一致:与生理健康的相关中,PF、BP 维度呈中度相关,RE 呈强相关;与心理健康的相关中,GH、VT 维度呈强度相关,在 RE 维度上的负荷偏低,与假设不一致(附表 1-5)。

附表 1-5　SF-36 量表理论模型的因子负荷与实际样本的因子负荷

维度	因子分析最大方差旋转			理论假设联系	
	心理	与生理相关	与心理相关	解释方差	生理
PF	0.615	0.309	0.474	＋＋＋	＋
RP	0.846	0.232	0.770	＋＋＋	＋
BP	0.546	0.530	0.579	＋＋＋	＋
GH	0.259	0.742	0.617	＋＋	＋＋
VT	0.310	0.805	0.745	＋＋	＋＋
SF	0.311	0.601	0.458	＋＋	＋＋＋
RE	0.798	0.158	0.662	＋	＋＋＋
MH	0.113	0.828	0.698	＋	＋＋＋

注:＋＋＋表示强联系($r \geqslant 0.70$),＋＋表示中等度联系($0.30 < r < 0.70$),＋表示弱联系($r \leqslant 0.30$)

已知群效度分析结果,Pearson 相关分析结果显示(附表 1-6),年龄越大,自评健康状况越差,共存病数目越多,生理领域总分和心理领域总分越低。

附表 1-6　SF-36 量表已知群效度分析

校标	PCS		MCS	
	r	P	r	P
年龄	−0.356	<0.001	−0.251	<0.001
自评健康状况	0.388	<0.001	0.751	<0.001
共存病数目	−0.126	<0.001	−0.133	<0.001

天花板/地板效应(Ceiling/Floor Effect)指的是大部分调查对象的得分为最高分(Ceiling)/最低分(Floor)。在一定程度上,最高得分及最低得分所占比例越小,量表的反应灵敏度越强,研究者对变异的反应能力越强。杭州市一般人群 SF-36 量表的 8 个维度最高分(100)和最低分(0)所占比例见附表 1-7。除了生理职能、疼痛和情感职能外,其他领域极端得分所占比例较小,SF-36 量表的反应灵敏度尚可。

附表 1-7　SF-36 量表各个维度最高分及最低分的比例

效应	PF	RP	BP	GH	VT	SF	RE	MH
最低分比例	1.3%	10.4%	0.3%	0.3%	0.2%	0.2%	7.4%	0.1%
最高分比例	33.9%	74.9%	53.8%	2.8%	5.1%	47.3%	82.4%	9.3%

(五)常模建立

1. 总样本

社区一般人群 SF-36 量表各维度得分情况见附表 1-8。

附表 1-8　社区一般人群 SF-36 量表各维度得分

	PF	RP	BP	GH	VT	SF	RE	MH
均数	84.0	83.2	86.6	61.4	61.6	84.4	88.1	65.4
标准差	21.8	33.1	18.2	20.7	19.2	19.0	28.7	21.5

续　表

	PF	RP	BP	GH	VT	SF	RE	MH
下四分位数	76.5	75.0	77.8	46.5	48.5	75.0	100	50.8
中位数	91.0	100.0	100.0	60.0	61.5	87.5	100.0	66.0
上四分位数	100.0	100.0	100.0	75.5	72.0	100.0	100.0	81.2
范围	0～100	0～100	0～100	0～100	0～100	0～100	0～100	3.2～100

2. 年龄比较

非参数检验结果显示(附表1-9),不同年龄组的维度分数差别具有统计学意义($P \leqslant 0.001$),除了精神健康维度,其余维度分数随年龄增长呈下降趋势。

附表1-9　SF-36量表各维度分数年龄别比较

维度	≤44 岁	45～59 岁	60～74 岁	≥75 岁	P
PF	91.8±17.2	84.1±19.5	75.9±22.0	57.3±26.6	<0.001
RP	92.9±21.0	82.4±32.4	72.4±41.4	56.2±45.5	<0.001
BP	92.0±14.1	85.9±17.9	80.4±19.7	72.4±23.3	<0.001
GH	68.5±19.4	60.7±19.5	52.2±19.3	45.4±17.6	<0.001
VT	67.5±18.4	60.8±17.9	55.1±18.5	46.7±17.3	<0.001
SF	86.7±17.4	85.2±17.9	81.6±20.0	73.2±24.9	<0.001
RE	92.8±21.0	88.4±28.1	81.9±36.2	75.5±39.7	<0.001
MH	67.3±21.5	64.6±21.5	64.2±21.2	65.4±21.5	0.001

3. 性别比较

非参数检验结果显示,性别差异对生理功能、躯体疼痛、总体健康和活力4个维度有明显影响,男性得分高于女性,差异具有统计学意义($P<0.001$),对生理职能、社会功能、情感职能、精神健康维度无影响(附表1-10)。

附表 1 - 10　SF - 36 量表各个维度生命质量评分的性别比较

维度	男性($n=858$)	女性($n=918$)	P
PF	86.1±20.6	81.9±22.8	<0.001
RP	84.9±31.5	81.8±34.4	0.051
BP	88.3±17.2	85.2±18.8	<0.001
GH	63.2±20.4	59.6±20.8	<0.001
VT	63.6±18.7	59.8±19.4	<0.001
SF	84.0±18.7	83.8±19.3	0.135
RE	88.7±28.1	87.7±29.1	0.325
MH	66.0±20.9	64.7±22.0	0.163

对杭州市社区一般人群按照年龄、性别分别建立 SF - 36 量表各维度分数正常参考值(附表 1 - 11)。

三、结论

SF - 36 量表在生命质量测量中的信度较高,只有社会功能领域的信度稍差,内部一致性信度系数和重测信度系数均低于 0.7,与国内其他同类研究相似,可能与中国人从传统上不太重视社会功能,也不太习惯对社会功能进行评价有关,更有可能的原因是该领域包含的内容较多,比如社会支持、社会参与、社会角色、家庭亲情等,因此全部合在一起就显得"不那么一致了"。同样的,测量心理和社会功能的领域的效度也不如测量躯体功能的领域。

2008 年杭州市 SF - 36 量表社区一般人群常模与 1998 年杭州市社区一般人群常模相比,各维度分数均有所增加,提示一般人群的健康状况有所改善。SF - 36 量表适合纳入国家健康调查,用以监测人群主观报告的健康信息。

附表 1－11 杭州市社区一般人群 SF－36 量表分数分年龄别、性别正常参考值

年龄组	PF	RP	BP	GH	VT	SF	RE	MH	PCS	MCS
14～24 岁										
男性	92.2±19.7	93.9±18.2	94.6±11.7	76.9±17.6	70.5±18.1	88.1±17.9	90.2±23.7	67.5±20.5	53.3±5.7	58.4±8.9
女性	91.3±15.3	93.4±20.7	93.9±12.4	70.8±18.8	71.4±17.0	88.1±15.4	96.5±16.2	69.8±19.1	53.6±6.0	57.8±8.9
25～34 岁										
男性	93.2±16.0	94.4±18.3	92.8±13.6	71.0±19.5	69.4±18.0	87.1±15.9	90.0±26.0	67.3±20.8	53.3±6.5	57.2±9.9
女性	91.4±17.5	89.7±26.3	89.6±17.9	67.7±19.9	63.9±19.1	84.6±18.4	91.8±21.9	65.5±23.2	52.7±7.6	54.9±10.3
35～44 岁										
男性	93.2±16.0	94.4±18.3	92.8±13.6	71.0±19.5	69.4±18.0	87.1±15.9	90.0±26.0	67.3±20.8	54.4±5.1	56.2±9.2
女性	91.4±17.5	89.7±26.3	89.6±17.9	67.7±19.9	63.9±19.1	84.6±18.4	91.8±23.8	65.5±23.2	53.7±5.0	54.3±10.6
45～54 岁										
男性	93.1±17.3	94.9±17.9	92.9±11.5	66.2±16.8	68.6±15.8	88.0±17.2	96.3±15.3	68.7±67	51.5±9.0	54.5±10.0
女性	89.4±17.7	93.9±18.2	91.4±12.0	62.2±19.7	64.2±20.0	86.3±18.8	93.1±19.7	67.0±23.0	50.7±9.2	53.3±9.2

续 表

年龄组	PF	RP	BP	GH	VT	SF	RE	MH	PCS	MCS
55~64 岁										
男性	86.1±19.2	86.5±28.3	89.3±17.3	63.3±19.2	63.0±19.3	86.8±18.0	88.6±28.3	64.5±22.1	49.3±10.3	53.1±8.6
女性	84.2±17.9	83.5±31.5	85.3±18.0	59.7±19.4	59.8±17.2	85.2±17.9	88.6±27.7	64.6±21.9	48.6±10.0	52.6±9.0
≥65 岁										
男性	82.9±19.9	78.5±36.7	82.9±18.7	59.0±19.7	60.7±16.7	83.3±18.0	86.9±29.6	63.6±19.8	45.3±11.5	51.5±8.5
女性	79.8±21.1	77.9±36.7	81.8±18.2	56.8±19.4	58.7±18.0	83.7±18.0	87.2±30.2	65.4±22.3	41.4±12.0	48.4±8.2

参考文献

1. Höfer S，Benzer W，Schüssler G，et al. Health-related quality of life in patients with coronary artery disease treated for angina：validity and reliability of German translations of two specific questionnaires[J]. Qual Life Res，2003，12：199－212.

2. 李鲁，王红妹，沈毅.SF－36 健康调查量表中文版的研制及其性能测试[J].中华预防医学杂志，2002，36(2)：109－113.

3. 李晓梅，段丽萍，万崇华，等.SF－36 量表在测定慢性病患者生命质量中的应用考评[J].中国医药，2006，1(11)：645－648.

4. 刘朝杰，李宁秀，任晓晖，等.36 条目简明量表在中国人群中的适用性研究[J].华西医大学报，2001，32(1)：3942.

5. 王红妹. 国家自然科学基金结题报告：社区卫生服务常见慢性病对患者健康相关生命质量的影响及其疾病管理策略[R]. 北京：国家自然科学基金委员会，2010.

附录 2　SF－36 v2 量表在中国人群的主要测量性能和常模

SF－36 v2 量表调整了问卷布局,简化了条目用词,修改了 RP、RE、VT 和 MH 维度所属条目的选项数,实行了基于常模的计分规则等。这些改进使条目更易于理解和回答,结果更易于解释,同时提高了测量的精确性和敏感性,以及量表的翻译和跨文化调适能力。

一、研究方法

调查对象的入选标准为样本住户中年满 14 周岁、具有阅读能力的、居住在该住户时间在半年及以上的全体住户成员。将全国分为华北、华南、华东、华西、华中、东北等六大区域,通过课题协商和合作,确定各大区域的样本点分别为北京、广州、苏州、重庆、郑州、大连。将样本城市下辖区分成两类:中心城区和新兴城区(指近些年城市扩展中由原来郊县或郊区并入的城区),每个样本点分别在中心城区和新兴城区简单随机抽取样本区/县各 1 个。每个样本区/县简单随机抽取 2 个样本街道/乡镇。每个样本街道/乡镇简单随机抽取 3 个样本居委会/村。每个样本居委会/村以户为单位,系统随机抽取 30 个常住户,并根据实际情况少量增加实际抽样户数,作为候补调查户。每个样本点共计抽取 2 个区/县 4 个街道/乡镇 12 个居委会/村 360 户居民。全国总共抽取 6 个样本点 12 个区/县 24 个街道/乡镇 72 个居委会/村 2160 户。此外,每个样本点在已抽取的 12 个样本居委会/村中简单随机抽取 1 个居委会/村,对该居委会/村的 30 个样本户在接受首次调查的两周后进行第二次调查。

调查内容有一般健康状况问卷,内容包括人口社会学特征、行为生活方式、健康及卫生服务利用情况等。中文版 SF-36 v2 量表在浙江大学医学院研制的中文版 SF-36 量表基础上，结合英文版 SF-36 v2 量表进行修订。世界卫生组织生存质量测定量表简表（WHOQOL-BREF），内容包括生理、心理、社会关系和环境等 4 个健康相关生命质量领域，以及个体对自身生命质量的总的主观感受、个体对自身健康状况的总的主观感受等 2 个独立条目。中文版 WHOQOL-BREF 量表由中山大学公共卫生学院卫生统计学教研室研制。

采用入户式家庭健康问卷调查收集数据。调查员由经统一调查培训的高年级的医学生或社区医务人员承担。SF-36 v2 量表和 WHOQOL-BREF 量表属于自评式问卷，调查员记录调查对象完成 SF-36 v2 量表所花费的时间。如有个别家庭成员不在家，可将问卷留于住户处，预约待其回来填写后再上门取回问卷。对于拒访或三次上门皆家中无人的样本户，可以从候补调查户中按顺序替代。第一次调查面向所有样本户，调查问卷包括一般健康状况问卷和 SF-36 v2 量表。第二次调查面向每个样本点重复测量的 30 个样本户，调查问卷包括 SF-36 v2 量表和 WHOQOL-BREF 量表。现场调查的时间为 2007 年 11 月—2008 年 2 月。

使用 SPSS 13.0 软件进行数据分析，运用 T 检验、单因素方差分析、Mann-Whitney U 检验、Kruskal-Wallis H 检验、χ^2 检验、拟合优度检验、相关性检验、因子分析、多因变量线性模型方差分析、多元逐步回归分析、Logistic 回归分析等统计方法。

二、主要结果

（一）资料完成情况

在收回的 4465 份问卷中，有效问卷 4251 份，有效率为 95.2%。在有效样本中，北京 756 例（17.8%），广州 729 例（17.1%），苏州 647 例（15.2%），重庆 705 例（16.6%），郑州 710 例（16.7%），大连 704 例（16.6%）。此外，第二次调查收回有效问卷 328 份。在 4251 份有效问卷中，4086 份（96.1%）回答了 SF-36 v2 量表的全部条目。SF-36 v2

量表各维度回答全部条目的比例为 97.6%～99.8%,维度分数能被计算的比例为 99.1%～100.0%(附表 2-1)。SF-36 v2 量表平均完成时间 12.7±4.5(5～45)分钟。

附表 2-1　SF-36 v2 量表各维度条目全部回答
的比例和维度分数能被计算的比例

维度	条目数	条目全部回答的比例	维度分数能被计算的比例
PF	10	97.6%	100.0%
RP	4	98.6%	99.5%
BP	2	99.4%	99.8%
GH	5	98.8%	100.0%
VT	4	98.2%	99.6%
SF	2	99.7%	99.9%
RE	3	98.8%	99.3%
MH	5	98.1%	99.1%

(二) 样本情况

样本人群的玛叶指数为 5.36,说明样本人群没有年龄偏好。样本人群的年龄、性别构成与全国人群(2000 年第五次全国人口普查数据)一致。

1. 社会人口学特征

性别构成:男性 2154 例(50.7%),女性 2097 例(49.3%)。年龄结构:14～24 岁 859 例(20.2%),25～34 岁 948 例(22.3%),35～44 岁 812 例(19.1%),45～54 岁 618 例(14.5%),55～64 岁 498 例(11.7%),65 岁及以上 516 例(12.1%),平均年龄 40.9±17.3(14～99)岁。教育程度:小学 433 例(10.2%),初中 1188 例(27.9%),高中(技校、中专)1328 例(31.2%),大专 737 例(17.3%),本科及以上 565 例(13.3%)。婚姻状况:未婚 969 例(22.8%),在婚或同居 3062 例(72.0%),离婚或分居 87 例(2.0%),丧偶 127 例(3.0%)。工作状况:

学生 448 例（10.5％），正在找工作 356 例（8.4％），在岗 2023 例
（47.6％），做家务 440 例（10.4％），离退休 976 例（23.0％）。月经济收
入：无收入 955 例（22.5％），1～850 元 705 例（16.6％），851～1600 元
1677 例（39.4％），1601 元及以上 906 例（21.3％）。医疗保险覆盖情
况：未参加 932 例（21.9％），参加基本医疗保险 3080 例（72.4％），参
加其他医疗保险 229 例（5.5％）。

2. 行为生活方式

吸烟 1054 例（24.9％），其中男性 995 例（46.4％），女性 59 例
（2.8％）。经常饮酒（≥10 天/月）452 例（10.7％），其中男性 422 例
（19.6％），女性 30 例（1.4％）。体重指数：消瘦（BMI＜20）917 例
（21.6％），正常（20≤BMI≤24）2029 例（47.7％），超重（BMI＞24）
1303 例（30.7％），平均体重指数 22.5±3.2(12.7～43.9)。体育锻炼：
1015 例（24.0％）从不或很少参加，2027 例（47.9％）偶尔参加，192 例
（28.2％）经常参加。生活作息：1958 例（46.1％）很有规律，2032 例
（47.8％）一般，212 例（5.0％）很少有规律。食欲：2476 例（58.2％）
好,1713 例（40.3％）一般,62 例（1.5％）差。睡眠：2167 例（51.0％）
好,1782 例（41.9％）一般,302 例（7.1％）。

3. 健康及卫生服务利用状况

955 例（22.5％）在过去两周内有身体不适，其中男性 381 例
（17.7％），女性 574 例（27.4％）。1177 例（27.7％）患有常见慢性病，
其中男性 559 例（26.0％），女性 618 例（29.5％）；患病率列前三位的慢
性病依次是：高血压（13.5％），关节炎（6.1％），胃肠炎（5.5％）。567
例（13.3％）曾在过去两周内就诊，其中男性 222 例（10.3％），女性 345
例（17.6％）。332 例（7.8％）曾在过去 1 年内住院，其中男性 160 例
（7.4％），女性 172 例（8.2％）。

（三）计分假设检验

按照条目得分假设，SF－36 v2 量表测量相同健康概念（即同一维
度）的条目应有近似相等的方差（标准差）。如附表 2－2 所示，SF－36
v2 量表各条目得分的均数和标准差。除了 PF、BP 维度，其余 6 个维
度的条目在各自维度内具有相似的标准差。PF05（爬一层楼梯）、PF09

（步行一个路口）、PF10（洗澡或穿衣）的标准差相对偏小，BP01（疼痛强度）的标准差相对较大。

附表 2 - 2 　SF - 36 v2 量表条目与维度的相关

条目	均数	标准差	PF	RP	BP	GH	VT	SF	RE	MH
PF										
PF01	2.31	0.71	0.71[a]	0.52	0.46	0.54	0.43	0.39	0.25	0.22
PF02	2.70	0.54	0.78[a]	0.58	0.45	0.48	0.39	0.44	0.31	0.24
PF03	2.62	0.59	0.76[a]	0.58	0.46	0.51	0.41	0.43	0.32	0.26
PF04	2.70	0.54	0.79[a]	0.59	0.48	0.53	0.45	0.44	0.34	0.28
PF05	2.91	0.33	0.65[a]	0.47	0.29	0.33	0.27	0.33	0.26	0.19
PF06	2.78	0.47	0.74[a]	0.56	0.45	0.46	0.39	0.40	0.29	0.22
PF07	2.76	0.52	0.76[a]	0.60	0.42	0.46	0.40	0.43	0.34	0.25
PF08	2.85	0.41	0.75[a]	0.57	0.39	0.43	0.38	0.43	0.33	0.26
PF09	2.94	0.27	0.61[a]	0.46	0.30	0.31	0.26	0.34	0.25	0.20
PF10	2.95	0.27	0.51[a]	0.37	0.24	0.26	0.23	0.30	0.27	0.19
RP										
RP01	4.37	0.90	0.69	0.92[a]	0.56	0.56	0.51	0.58	0.52	0.38
RP02	4.37	0.90	0.70	0.93[a]	0.57	0.58	0.52	0.58	0.52	0.38
RP03	4.29	0.92	0.69	0.93[a]	0.56	0.57	0.50	0.57	0.50	0.37
RP04	4.26	0.89	0.68	0.89[a]	0.58	0.55	0.50	0.56	0.49	0.35
BP										
BP01	5.07	1.09	0.54	0.58	0.97[a]	0.58	0.55	0.55	0.39	0.39
BP02	4.43	0.76	0.56	0.60	0.94[a]	0.57	0.54	0.59	0.40	0.40
GH										
GH01	3.17	0.97	0.53	0.49	0.52	0.78[a]	0.57	0.43	0.34	0.38
GH02	4.00	0.99	0.51	0.52	0.47	0.80[a]	0.55	0.49	0.42	0.43

续 表

条目	均数	标准差	PF	RP	BP	GH	VT	SF	RE	MH
GH03	3.86	0.91	0.43	0.43	0.42	0.74ᵃ	0.48	0.42	0.35	0.40
GH04	3.85	1.04	0.49	0.49	0.47	0.82ᵃ	0.56	0.47	0.39	0.42
VT										
VT01	3.72	0.91	0.47	0.47	0.46	0.58	0.77ᵃ	0.45	0.38	0.44
VT02	3.74	0.86	0.46	0.43	0.46	0.59	0.78ᵃ	0.44	0.40	0.53
VT03	3.94	0.84	0.35	0.41	0.42	0.48	0.77ᵃ	0.47	0.44	0.54
VT04	3.82	0.83	0.36	0.41	0.43	0.51	0.79ᵃ	0.46	0.44	0.54
SF										
SF01	4.51	0.69	0.49	0.55	0.56	0.50	0.48	0.84ᵃ	0.49	0.48
SF02	4.28	0.84	0.47	0.53	0.46	0.50	0.52	0.89ᵃ	0.51	0.51
RE										
RE01	4.50	0.78	0.39	0.52	0.38	0.45	0.49	0.54	0.91ᵃ	0.62
RE02	4.43	0.78	0.38	0.51	0.37	0.44	0.48	0.53	0.93ᵃ	0.61
RE03	4.30	0.79	0.35	0.45	0.35	0.41	0.47	0.51	0.88ᵃ	0.61
MH										
MH01	4.21	0.84	0.23	0.32	0.29	0.34	0.43	0.43	0.55	0.75ᵃ
MH02	4.22	0.83	0.27	0.36	0.34	0.41	0.51	0.50	0.61	0.81ᵃ
MH03	3.96	0.82	0.22	0.26	0.29	0.39	0.52	0.38	0.44	0.73ᵃ
MH04	4.39	0.78	0.27	0.33	0.33	0.39	0.48	0.48	0.55	0.78ᵃ
MH05	3.98	0.77	0.24	0.26	0.32	0.46	0.55	0.39	0.43	0.73ᵃ

注：a. 条目与假设维度的相关

当条目与所属维度相关系数≥0.40,计一个集合效度定标试验成功。当条目与所属维度相关性显著高于与另一维度的相关性(两个标准差或以上),计一个区分效度定标试验成功。如附表 2-3 所示,在 35 个集合效度试验中,35 个试验成功,成功率 100.0%;在 280 个区分效度试验中,280 个试验成功,成功率为 100.0%。

附表 2-3　SF-36 v2 量表的集合效度和区分效度的定标特征

维度	条目数	相关系数范围		集合效度试验[c]		区分效度试验[d]	
		条目内部一致性[a]	条目区分效度[b]	成功数/检验数	成功率	成功数/检验数	成功率
PF	10	0.51~0.79	0.19~0.60	10/10	100.0%	70/70	100.0%
RP	4	0.89~0.93	0.35~0.70	4/4	100.0%	28/28	100.0%
BP	2	0.94~0.97	0.39~0.60	2/2	100.0%	14/14	100.0%
GH	5	0.74~0.82	0.34~0.57	5/5	100.0%	35/35	100.0%
VT	4	0.77~0.79	0.35~0.59	4/4	100.0%	28/28	100.0%
SF	2	0.84~0.89	0.46~0.56	2/2	100.0%	14/14	100.0%
RE	3	0.88~0.93	0.35~0.62	3/3	100.0%	21/21	100.0%
MH	5	0.73~0.81	0.22~0.61	5/5	100.0%	35/35	100.0%

注:a. 条目与假设维度的相关;

c. 条目与假设维度的相关≥0.40;

b. 条目与其他维度的相关;

d. 条目与假设维度相关显著高于与其他维度的相关

(四)信度检验

除了 SF 维度,其余各维度的 Cronbach's α 系数均≥0.70;维度内部一致性系数均显著高于维度间的相关系数。各维度间呈正相关,其中 MH 维度与 RE 维度、PF 维度与 RP 维度的相关性较高(附表 2-4)。

附表 2－4　SF－36 v2 量表的内部一致性信度与维度间相关

维度	Cronbach's α	PF	RP	BP	GH	VT	SF	RE	MH
PF	0.88								
RP	0.94	0.75							
BP	0.87	0.57	0.62						
GH	0.85	0.63	0.61	0.60					
VT	0.78	0.53	0.55	0.57	0.70				
SF	0.65	0.56	0.62	0.59	0.58	0.58			
RE	0.89	0.41	0.55	0.41	0.48	0.53	0.58		
MH	0.82	0.33	0.40	0.41	0.52	0.66	0.57	0.68	

将 SF－36 v2 量表的各条目顺序按各维度进行重新排列,以奇偶序号分为两部分,经 Spearman-Brown 公式计算,整个量表的折半信度是 0.85。以维度为单位,将所属各条目以奇偶序号分为两部分,经 Spearman-Brown 公式计算,PF、RP、BP、GH、VT、SF、RE 和 MH 等 8 个维度的折半信度分别为 0.82、0.90、0.91、0.88、0.63、0.66、0.85 和 0.83。

两周后重复调查收回有效问卷 328 份。SF－36 v2 量表的 PF、RP、BP、GH、VT、SF、RE 和 MH 等 8 个维度的重测相关系数分别为 0.92、0.83、0.87、0.86、0.80、0.73、0.90 和 0.82。

（五）效度检验

SF－36 v2 量表通过因子分析主成分分析(方差最大旋转),产生了两个主成分,分别代表生理健康和心理健康,解释了 73.3% 的总方差。如附表 2－5 所示,在生理健康方面,PF、RP、BP 和 GH 维度与其强相关,VT 和 SF 维度与其中度相关,RE 和 MH 与其弱相关;在心理健康方面,RE 和 MH 维度与其强相关,GH、VT 和 SF 维度与其中度相关,PF、RP 和 BP 维度与其弱相关。其中,GH 维度与生理健康强相关(0.70),SF 维度与心理健康中度相关(0.57),与 SF－36 v2 量表的结构理论模型不一致,其余各维度与两个主成分的相关均符合结构理论模型。

附表 2-5 SF-36 v2 量表模型的因子负荷与实际样本的因子负荷(旋转主成分法)

维度	假设联系		样本人群		
	生理	心理	与生理相关	与心理相关	解释方差
PF	+++	+	0.88	0.15	0.80
RP	+++	+	0.83	0.29	0.77
BP	+++	+	0.76	0.29	0.66
GH	++	++	0.70	0.45	0.69
VT	++	++	0.52	0.65	0.69
SF	++	+++	0.58	0.57	0.66
RE	+	+++	0.28	0.81	0.73
MH	+	+++	0.17	0.92	0.88

注:+++表示强联系 ($r \geqslant 0.70$),++表示中度联系($0.30 < r < 0.70$),+表示弱联系($r \leqslant 0.30$)

以年龄为独立标准,分为"14~44 岁"(2619 例)、"45~64 岁"(1116 例)和"65 岁及以上"(516 例)等三组。SF-36 v2 量表各维度得分随着年龄增大而降低(所有 $P < 0.001$),其中与生理健康相关性强的 PF、RP、BP 维度得分降低的幅度较大,而与心理健康相关性强的 RE、MH 维度得分降低的幅度较小。

以是否患慢性病为独立标准,分为"有"(1177 例)和"无"(3074 例)两组。无慢性病人群的 SF-36 v2 量表各维度得分高于慢性病人群(所有 $P < 0.001$),其中 BP、GH、VT 维度得分差异较大,SF、RE、MH 维度得分差异较小。

以最近两周是否曾就诊为独立标准,分为"有"(567 例)和"无"(3684 例)两组。最近两周曾就诊人群的 SF-36 v2 量表各维度得分低于无就诊人群(所有 $P < 0.001$)。

在 328 例重测样本人群中,SF - 36 v2 量表总分与 WHOQOL-BREF 量表总分的相关系数为 0.76。

(六)普通人群常模

SF - 36 v2 量表中国普通人群常模见附表 2 - 6。

附表 2 - 6 SF - 36 v2 量表中国普通人群常模(维度转换分)

		PF	RP	BP	GH	VT	SF	RE	MH
总样本 (n= 4251)	均数	87.6	83.0	83.3	68.2	70.1	84.8	85.3	78.8
	标准差	16.8	20.7	19.7	19.4	16.8	16.6	17.7	15.4
	下四分位数	80.0	75.0	66.7	55.0	62.5	75.0	75.0	70.0
	中位数	95.0	87.5	88.9	70.0	75.0	87.5	91.7	80.0
	上四分位数	100.0	100.0	100.0	85.0	81.3	100.0	100.0	90.0
	最小值	0.0	0.0	0.0	0.0	0.0	0.0	0.0	0.0
	最大值	100.0	100.0	100.0	100.0	100.0	100.0	100.0	100.0
	顶百分比	39.1%	40.7%	46.6%	2.3%	4.6%	40.2%	41.8%	9.2%
	底百分比	0.5%	1.3%	0.2%	0.3%	0.1%	0.2%	0.4%	0.0%
		PF	RP	BP	GH	VT	SF	RE	MH
男性 (n= 2154)	均数	89.0	84.6	85.3	69.7	71.8	85.6	86.0	79.4
	标准差	15.8	19.8	19.1	18.9	16.3	16.2	17.5	15.3
	下四分位数	85.0	75.0	77.8	55.0	62.5	75.0	75.0	70.0
	中位数	95.0	93.8	100.0	75.0	75.0	87.5	91.7	80.0
	上四分位数	100.0	100.0	100.0	85.0	81.3	100.0	100.0	90.0
	最小值	0.0	0.0	0.0	0.0	12.5	0.0	0.0	15.0
	最大值	100.0	100.0	100.0	100.0	100.0	100.0	100.0	100.0
	顶百分比	44.3%	44.5%	52.6%	2.5%	5.2%	42.0%	43.3%	10.1%
	底百分比	0.3%	0.9%	0.2%	0.2%	0.0%	0.1%	0.4%	0.0%

续 表

		PF	RP	BP	GH	VT	SF	RE	MH
女性 (n＝ 2097)	均数	86.2	81.4	81.3	66.7	68.4	84.1	84.7	78.1
	标准差	17.7	21.6	20.0	19.9	17.1	16.9	17.9	15.5
	下四分位数	80.0	75.0	66.7	55.0	56.3	75.0	75.0	70.0
	中位数	95.0	87.5	88.9	70.0	68.8	87.5	91.7	80.0
	上四分位数	100.0	100.0	100.0	82.5	81.3	100.0	100.0	90.0
	最小值	0.0	0.0	0.0	0.0	0.0	0.0	0.0	0.0
	最大值	100.0	100.0	100.0	100.0	100.0	100.0	100.0	100.0
	顶百分比	33.8%	36.8%	40.5%	2.1%	4.1%	38.2%	40.2%	8.3%
	底百分比	0.7%	1.7%	0.2%	0.3%	0.2%	0.2%	0.4%	0.0%

如附表 2－7 所示,SF－36 v2 量表年龄别、性别维度转换分情况。除了 MH 维度,SF－36 v2 量表各维度转换分的均值随着年龄增大而降低,标准差随着年龄增大而增大。MH 维度转换分呈中间(35～54岁)较低,两端较高的特征。总体上,与生理健康相关性强的维度,得分下降幅度较大;与心理健康相关性强的维度,得分下降幅度较小。除了65 岁及以上组的 RE 和 MH 维度,各年龄段男性样本各维度转换分均高于女性样本。

附表 2－7　SF－36 v2 量表中国普通人群年龄别、性别常模(维度转换分)

年龄组	性别	例数	PF	RP	BP	GH
14～24 岁	男性	448	97.0±7.2	94.1±13.2	94.6±12.0	83.1±12.9
	女性	411	94.9±9.4	91.0±14.2	89.8±14.4	80.2±14.6
	合计	859	96.0±8.4	92.6±13.8	92.3±13.4	81.7±13.8
25～34 岁	男性	480	96.1±7.8	93.0±11.7	92.1±13.3	79.1±13.6
	女性	468	93.9±10.1	89.6±15.0	88.9±15.2	75.6±15.7
	合计	948	95.0±9.1	91.3±13.5	90.5±14.4	77.4±14.8

续　表

年龄组	性别	例数	PF	RP	BP	GH
35～44 岁	男性	411	90.7±12.4	84.4±17.9	86.2±17.5	68.0±16.2
	女性	401	89.8±12.6	83.6±17.0	82.3±18.2	65.1±17.9
	合计	812	90.2±12.5	84.0±17.4	84.3±18.0	66.6±17.1
45～54 岁	男性	313	86.9±14.1	80.6±17.3	79.3±20.5	62.6±17.3
	女性	305	84.4±15.6	77.6±20.3	76.5±20.3	60.1±16.5
	合计	618	85.7±14.9	79.1±18.9	77.9±20.4	61.3±16.9
55～64 岁	男性	254	81.1±17.7	76.2±20.3	76.9±22.1	58.3±16.2
	女性	244	75.9±19.1	71.8±23.0	72.0±21.2	55.9±17.5
	合计	498	78.5±18.6	74.1±21.8	74.5±21.8	57.1±16.9
≥65 岁	男性	248	68.2±20.6	65.4±27.0	69.8±21.0	50.9±17.5
	女性	268	65.6±22.9	62.0±28.7	67.2±22.8	50.0±20.1
	合计	516	66.8±21.9	63.6±27.9	68.5±22.0	50.5±18.9

年龄组	性别	例数	VT	SF	RE	MH
14～24 岁	男性	448	79.9±14.3	91.9±13.2	89.4±15.0	82.8±13.6
	女性	411	76.6±14.5	89.7±14.0	88.0±16.7	80.5±14.7
	合计	859	78.3±14.5	90.8±13.6	88.7±15.9	81.7±14.2
25～34 岁	男性	480	76.8±13.2	90.5±11.9	90.1±13.5	81.4±13.4
	女性	468	73.4±15.1	88.2±14.5	88.2±15.2	79.7±14.2
	合计	948	75.1±14.3	89.3±13.3	89.2±14.4	80.5±13.8
35～44 岁	男性	411	70.7±15.0	85.3±15.4	83.6±19.2	77.0±15.8
	女性	401	66.4±15.7	84.9±14.6	84.2±17.3	75.8±15.4
	合计	812	68.6±15.5	85.0±15.0	83.9±18.3	76.4±15.6
45～54 岁	男性	313	67.0±16.7	81.5±16.2	83.4±18.1	76.2±17.3
	女性	305	65.1±16.0	81.1±16.7	82.9±19.1	76.2±16.3
	合计	618	66.0±16.4	81.3±16.4	83.2±18.6	76.2±16.8

年龄组	性别	例数	VT	SF	RE	MH
55~64 岁	男性	254	66.9±15.2	80.1±18.1	85.2±17.3	79.2±14.7
	女性	244	63.6±16.7	78.9±18.5	79.8±19.1	76.9±16.2
	合计	498	65.3±16.0	79.5±18.3	82.6±18.4	78.0±15.5
≥65 岁	男性	248	60.5±17.0	75.9±19.1	79.4±21.2	77.7±17.1
	女性	268	57.9±19.0	75.0±20.7	80.6±20.2	78.5±16.4
	合计	516	59.2±18.1	75.5±19.9	80.0±20.7	78.1±16.7

　　SF - 36 v2 量表维度转换分可以换算成基于常模维度分,具体分为两个步骤。

　　第一步,依据中国普通人群常模数据的均数和标准差(附表 2 - 6),将维度转换分换算为维度标准分,即:

$$维度标准分 = (维度转换分 - 常模均数)/常模标准差$$

中国人群 SF - 36 v2 量表 8 个维度标准分的具体体式分别为:

$$PF\ 标准分 = (PF\ 转换分 - 87.5959)/16.8319$$

$$RP\ 标准分 = (RP\ 转换分 - 83.0261)/20.7388$$

$$BP\ 标准分 = (BP\ 转换分 - 83.3216)/19.6651$$

$$GH\ 标准分 = (GH\ 转换分 - 68.2087)/19.4128$$

$$VT\ 标准分 = (VT\ 转换分 - 70.1114)/16.7678$$

$$SF\ 标准分 = (SF\ 转换分 - 84.8242)/16.5578$$

$$RE\ 标准分 = (RE\ 转换分 - 85.3152)/17.6950$$

$$MH\ 标准分 = (MH\ 转换分 - 78.7615)/15.3964$$

　　第二步,按照均数为 50、标准差为 10 的标准,将维度标准分换算为基于常模维度分,即:

$$基于常模维度分 = 50 + (10 × 维度标准分)$$

中国人群 SF - 36 v2 量表 8 个基于常模维度分的具体算式分别为:

$$PF\ 常模分 = 50 + (10 × PF\ 标准分)$$

$$RP\ 常模分 = 50 + (10 × RP\ 标准分)$$

$$BP\ 常模分 = 50 + (10 × BP\ 标准分)$$

GH 常模分＝50＋(10×GH 标准分)

VT 常模分＝50＋(10×VT 标准分)

SF 常模分＝50＋(10×SF 标准分)

RE 常模分＝50＋(10×RE 标准分)

MH 常模分＝50＋(10×MH 标准分)

同理,计算生理健康总分和心理健康总分,第一步,依据中国普通人群常模数据因子相关系数矩阵和各维度标准分,计算生理健康总分和心理健康总分的标准分。中国人群 SF－36 v2 量表生理健康总分和心理健康总分标准分的具体算式分别为:

PCS 标准分＝PF 标准分×(0.430)＋RP 标准分×(0.344)＋BP 标准分×(0.300)＋GH 标准分×(0.205)＋VT 标准分×(0.019)＋SF 标准分×(0.087)＋RE 标准分×(－0.177)＋MH 标准分×(－0.285)

MCS 标准分＝PF 标准分×(－0.262)＋RP 标准分×(－0.145)＋BP 标准分×(－0.111)＋GH 标准分×(0.018)＋VT 标准分×(0.234)＋SF 标准分×(0.153)＋RE 标准分×(0.437)＋MH 标准分×(0.559)

第二步,按照均数为 50、标准差为 10 的标准,将生理健康总分和心理健康总分标准分换算为基于常模分。中国人群 SF－36 v2 量表生理健康总分和心理健康总分基于常模分的具体算式分别为:

PCS 常模分＝50＋(10×PCS 标准分)

MCS 常模分＝50＋(10×MCS 标准分)

如附表 2－8 所示,SF－36 v2 量表年龄别、性别基于常模维度分,以及生理健康总分和心理健康总分。经 Mann-Whitney U 检验,男性的基于常模维度分,以及生理健康总分和心理健康总分显著高于女性(Z 值范围为 2.137～7.493,P 值范围为 0.000～0.033)。经 Kruskal-Wallis H 检验,不同年龄组人群的基于常模维度分,以及生理健康总分和心理健康总分存在显著差异(χ^2 值范围为 75.908～1598.600,所有 $P<0.001$)。除了 MH 维度,得分随着年龄增大而降低,标准差随着年龄增大而增大;与生理健康相关性强的维度,得分下降幅度较大;与心理健康相关性强的维度,得分下降幅度较小。MH 维度基于常模维度分呈中间(35～54岁)较低,两端较高的特征。

附表 2-8　SF-36 v2 量表中国普通人群年龄别、性别常模(基于常模分)

年龄组	性别	例数	PF	RP	BP	GH	VT
14~24岁	男性	448	55.59±4.28	55.34±6.38	55.77±6.12	57.66±6.63	55.84±8.53
	女性	411	54.33±5.56	53.85±6.83	53.30±7.33	56.16±7.54	53.83±8.63
	合计	859	54.99±4.97	54.63±6.64	54.59±6.83	56.94±7.11	54.88±8.63
25~34岁	男性	480	55.07±4.64	54.80±5.64	54.48±6.79	55.60±6.99	53.98±7.89
	女性	468	53.74±5.99	53.16±7.24	52.83±7.73	53.82±8.10	51.96±8.98
	合计	948	54.41±5.32	53.99±6.53	53.67±7.31	54.72±7.61	52.98±8.50
35~44岁	男性	411	51.83±7.39	50.66±8.64	51.44±8.92	49.90±8.32	50.39±8.94
	女性	401	51.31±7.49	50.26±8.18	49.51±9.28	48.40±9.23	47.80±9.38
	合计	812	51.57±7.44	50.46±8.41	50.49±9.15	49.16±8.81	49.11±9.25
45~54岁	男性	313	49.62±8.37	48.81±8.36	47.98±10.40	47.09±8.94	48.14±9.93
	女性	305	48.09±9.28	47.40±9.81	46.51±10.32	45.82±8.48	47.00±9.56
	合计	618	48.86±8.86	48.11±9.13	47.25±10.38	46.46±8.73	47.58±9.76
55~64岁	男性	254	46.15±10.54	46.74±9.78	46.76±11.22	44.88±8.36	48.07±9.06
	女性	244	43.03±11.32	44.61±11.10	44.26±10.78	43.64±9.04	46.12±9.96
	合计	498	44.62±11.03	45.69±10.49	45.54±11.07	44.27±8.71	47.11±9.55
≥65岁	男性	248	38.48±12.25	41.49±13.00	43.15±10.67	41.10±9.03	44.29±10.13
	女性	268	36.91±13.63	39.87±13.83	41.83±11.60	40.64±10.36	42.73±11.35
	合计	516	37.67±13.00	40.65±13.45	42.46±11.17	40.86±9.73	43.48±10.80
年龄组	性别	例数	SF	RE	MH	PCS	MCS
14~24岁	男性	448	54.28±7.99	52.31±8.48	52.62±8.85	56.87±4.68	51.75±9.11
	女性	411	52.92±8.46	51.50±9.45	51.12±9.52	55.18±5.64	50.68±9.62
	合计	859	53.63±8.24	51.92±8.96	51.90±9.20	56.06±5.23	51.23±9.37
25~34岁	男性	480	53.41±7.21	52.72±7.62	51.70±8.69	55.73±4.85	51.17±8.43
	女性	468	52.04±8.74	51.63±8.58	50.60±9.22	54.08±5.97	50.13±9.17
	合计	948	52.73±8.03	52.18±8.12	51.16±8.97	54.92±5.49	50.66±8.81

续　表

年龄组	性别	例数	SF	RE	MH	PCS	MCS
	男性	411	50.28±9.33	49.05±10.85	48.85±10.25	51.95±6.99	48.34±10.55
35～44岁	女性	401	50.03±8.80	49.37±9.76	48.09±10.03	50.79±7.26	47.80±9.98
	合计	812	50.16±9.07	49.21±10.32	48.48±10.14	51.38±7.14	48.07±10.27
	男性	313	48.00±9.78	48.93±10.20	48.33±11.26	48.68±8.43	48.30±11.30
45～54岁	女性	305	47.73±10.10	48.63±10.82	48.32±10.57	46.85±9.01	48.61±10.78
	合计	618	47.86±9.93	48.78±10.51	48.33±10.92	47.77±8.76	48.45±11.04
	男性	254	47.13±10.94	49.94±9.79	50.25±9.58	44.85±9.71	50.97±9.69
55～64岁	女性	244	46.45±11.20	46.89±10.82	48.77±10.50	42.64±10.30	49.63±10.40
	合计	498	46.80±11.06	48.46±10.82	49.53±10.50	43.77±10.05	50.32±10.06
	男性	248	44.61±11.52	46.66±12.01	49.31±10.99	38.45±10.99	50.85±10.73
≥65岁	女性	268	44.09±12.49	47.32±11.40	49.80±10.67	36.39±12.63	51.75±10.46
	合计	516	44.34±12.02	47.00±11.69	49.56±10.86	37.38±11.90	51.32±10.59

三、结论

除了 PF、BP 维度,其余 6 个维度的条目在各自维度内具有相似的标准差。PF 维度中,PF05、PF09、PF10 的标准差相对偏小,分别为 0.33、0.27、0.27。这主要归因于 PF05、PF09、PF10 测量较低水平的生理功能,一般人群较少出现受限状况,样本人群在这三个条目上获得最高分"3 分"的比例分别为:92.7%、95.1%、96.1%。在香港、杭州和台湾人群的量表性能测试中也出现类似情况。BP 维度中,BP01 的标准差相对偏大,为 1.09。杭州、台湾人群的研究呈现相似的结果,BP01 的标准差分别为 1.18、1.02。这主要是由该条目六级选项数造成的,而 BP02 的选项数为五级。

样本人群的集合效度和区分效度优于杭州、香港和台湾人群。除了 SF 维度,SF - 36 v2 量表各维度的 Cronbach's α 系数均不小于 0.70,满足群组比较的要求。维度内部一致性系数也均显著高于维度

间的相关系数。SF 维度的 Cronbach's α 系数偏低，为 0.65。在香港
人群、杭州人群和台湾人群的性能测试中，SF 维度的 Cronbach's α 系
数也偏低，分别为 0.65、0.39 和 0.57。这与 SF 维度条目数较少（2 个）
和文化差异有关。"社会功能"这个概念比较西化，在中国人群看来是
比较不明确的，是一个容易混淆的健康概念。

折半信度反映量表跨条目的一致性。SF-36 v2 量表的折半信度
是 0.85，各个维度的折半信度范围在 0.63～0.91，其中 VT 和 SF 维度
的折半信度偏低，分别为 0.63 和 0.66，这与维度的条目数较少、条目
异质性有关，也与中国人群对"社会功能"和"活力"这两个健康概念认
识模糊有关。

主成分分析产生了生理健康和心理健康两个主成分。两个主成分
解释了总方差的 73.3%，与欧美国家因子分析的结果一致，高于杭州
人群（56.3%）和台湾人群（60.0%），这与本次研究的样本量较大，以及
SF-36 v2 量表较 SF-36 量表具有更好的性能有关。各维度在生理
健康和心理健康的因子负荷与理论模型一致，除了 GH 维度与生理健
康强相关（0.70）和 SF 维度与心理健康中度相关（0.57）。这种不一致
也出现在香港人群和杭州人群。GH 维度与生理健康强相关，这与中
国人群的总体健康观念中侧重于生理健康有关。SF 维度与心理健康
中度相关的原因如前文所述。

SF-36 v2 量表能够准确区分处于不同健康状态人群的健康相关
生命质量。SF-36 v2 量表总分与 WHOQOL-BREF 量表总分呈强相
关，具有良好的一致性。

除了 MH 维度，全国人群的各维度转换分与各区域性人群的平均
水平相近；除了 RP 和 RE 维度，全国人群的各维度转换分的标准差、
顶百分比和底百分比与各区域性人群近似，反映了本次研究与先前多
个区域性研究的测量结果基本一致性。全国人群 MH 维度转换分
（78.8）明显高出各区域性人群的变异范围（59.7～73.5），这与 SF-36
v2 量表 MH 维度所属条目选项从原先的六级缩减为五级有关。条目
选项作同样调整的还有 VT 维度，全国人群的 VT 维度转换分也偏高
（70.1），明显高于杭州人群（53.8）、香港人群（60.3）和台湾人群

(65.3)，与四川人群(71.4)相近。全国人群的 RP 和 RE 维度的标准差、顶百分比和底百分比明显低于各区域性人群，这得益于 SF－36 v2量表的角色功能维度(RP 和 RE)所属条目选项从原来的二级扩增到五级，这不仅提高了角色功能维度的心理学测量特性，也改善了维度转换分分布。

SF－36 v2 量表采用基于常模维度分，是 SF－36 量表计分规则的一个重大改变。通过以普通人群常模数据为基础的标准化，将 8 个维度的转换分(0～100)换算成均数为 50、标准差为 10 的基于常模维度分。生理健康总分和心理健康总分通过因子相关系数加权的维度标准分求和，也能换算成均数为 50、标准差为 10 的基于常模分。基于常模维度分的最大优势是具有更好的解释功能。

参考文献

1. 姜敏敏. SF－36 v2 量表在中国人群的性能测试、常模制定及慢性病应用研究[D]. 杭州：浙江大学，2008.

附录3 研究使用的生命质量量表

一、36 条目简明健康量表(SF-36)

说明：本调查涉及你对自身健康的观点。这些信息将有助于追踪你从事日常活动的能力及自身感觉。请回答所有问题,按指定方法做标记(直接在数字上画圈,如①②③)。如果你对答案不确定,请给出你认为最好的答案。

1. 总的来说,你认为你的健康状况:

棒极了 …………………………………………………	1
很好 ……………………………………………………	2
好 ………………………………………………………	3
过得去 …………………………………………………	4
糟糕 ……………………………………………………	5

2. 与一年前相比,你如何评价现在的健康状况?

比一年前好多了 ………………………………………	1
比一年前好一点 ………………………………………	2
和一年前差不多 ………………………………………	3
比一年前差一点 ………………………………………	4
比一年前差多了 ………………………………………	5

3. 下列项目是你平常在一天中可能做的事情。你现在的健康限制你从事这些活动吗? 如果是的话,程度如何?

活动	是,很受限	是,稍受限	不,完全不受限
a. 高强度活动,如跑步、举重物、参与剧烈运动	1	2	3

213

续　表

活动	是,很受限	是,稍受限	不,完全不受限
b. 中等度活动,如移动桌子、推动真空吸尘器(或拖地板)、打保龄球、打高尔夫球(或打太极拳)	1	2	3
c. 举或搬运杂物	1	2	3
d. 爬数层楼梯	1	2	3
e. 爬一层楼梯	1	2	3
f. 弯腰、屈膝	1	2	3
g. 步行 1500 米以上	1	2	3
h. 步行几个路口	1	2	3
i. 步行一个路口	1	2	3
j. 自己洗澡或穿衣	1	2	3

4. 在过去 4 周,你是否因为生理健康原因,在工作或从事其他日常活动时有下列问题?

	是	否
a. 减少了工作或从事其他活动的时间	1	2
b. 减少了工作量或活动量	1	2
c. 从事工作或其他活动的种类受限	1	2
d. 从事工作或其他活动有困难(例如,费劲)	1	2

5. 在过去 4 周,你是否因为任何情感问题(如感到抑郁或焦虑),在工作或从事其他日常活动时有下列问题?

	是	否
a. 减少了工作或从事其他活动的时间	1	2
b. 减少了工作量或活动量	1	2
c. 不能像平常那么专心地从事工作或其他活动	1	2

6. 在过去4周,你的生理健康或情感问题在何种程度上干扰了你与家人、朋友、邻居或团体的正常社会活动?

完全没有·····································1

轻度···2

中度···3

重度···4

极度···5

7. 在过去4周,你经受了多少躯体疼痛?

完全没有 ·····································1

很轻微···2

轻微 ···3

中等···4

严重 ···5

很严重···6

8. 在过去4周,疼痛在多大程度上干扰了你的正常工作(包括户外工作和家务劳动)?

完全没有·······································1

一点点···2

中度···3

重度···4

极度···5

9. 这些问题将问及你在过去4周的感觉和情感体验。对每一问题,请给出与你想法最接近的一个答案。在过去4周,有多少时间:

	所有时间	绝大多数时间	很多时间	一些时间	一点时间	没有时间
a. 你觉得干劲十足?	1	2	3	4	5	6
b. 你是一个非常紧张的人?	1	2	3	4	5	6
c. 你感到情绪低落、沮丧,怎么也快乐不起来?	1	2	3	4	5	6

续　表

	所有时间	绝大多数时间	很多时间	一些时间	一点时间	没有时间
d. 你觉得平静、安适？	1	2	3	4	5	6
e. 你觉得精力旺盛？	1	2	3	4	5	6
f. 你感到闷闷不乐、心情忧郁？	1	2	3	4	5	6
g. 你觉得累极了？	1	2	3	4	5	6
h. 你是一个快乐的人？	1	2	3	4	5	6
i. 你觉得疲劳？	1	2	3	4	5	6

10. 在过去 4 周,有多少时间你的社会活动(如访问朋友、亲戚等)受你的生理健康或情感问题影响?

所有时间……………………………………………………………… 1

绝大多数时间………………………………………………………… 2

一些时间……………………………………………………………… 3

一点时间……………………………………………………………… 4

没有时间……………………………………………………………… 5

11. 下列每一种情形与你实际情况符合的程度如何?

	全部符合	大部分符合	不知道	大部分不符合	全部不符合
a. 和其他人相比,我似乎更容易生病	1	2	3	4	5
b. 我和我认识的人一样健康	1	2	3	4	5
c. 我预计我的健康状况将变得更差	1	2	3	4	5
d. 我的身体棒极了	1	2	3	4	5

二、36 条目简明健康量表 2 版(SF - 36 v2)

说明：本调查涉及您对自身健康的观点。这些信息将有助于追踪您从事日常活动的能力及自身感觉。请回答所有问题,并在备选项上打√。如果您对答案不确定,请选择您认为最接近的答案。

1. 总的来说,你认为你的健康状况:

① 棒极了　　　　　② 很好　　　　　③ 好

④ 过得去　　　　　⑤ 糟糕

2. 与一年前相比,你如何评价现在的健康状况?

① 比一年前好多了　② 比一年前好一点　③ 和一年前差不多

④ 比一年前差一点　⑤ 比一年前差多了

3. 下列项目是你平常在一天中可能做的事情。你现在的健康限制你从事这些活动吗? 如果是的话,程度如何?

3a. 高强度活动,如跑步、举重物、参与剧烈运动

① 是,很受限　　　② 是,稍受限　　　③ 不,完全不受限

3b. 中等度活动,如移动桌子、推动真空吸尘器(或拖地板)、打保龄球、打高尔夫球(或打太极拳)

① 是,很受限　　　② 是,稍受限　　　③ 不,完全不受限

3c. 举或搬运杂物

① 是,很受限　　　② 是,稍受限　　　③ 不,完全不受限

3d. 爬数层楼梯

① 是,很受限　　　② 是,稍受限　　　③ 不,完全不受限

3e. 爬一层楼梯

① 是,很受限　　　② 是,稍受限　　　③ 不,完全不受限

3f. 弯腰、屈膝

① 是,很受限　　　② 是,稍受限　　　③ 不,完全不受限

3g. 步行 1500 米以上

① 是,很受限　　　② 是,稍受限　　　③ 不,完全不受限

3h. 步行几个路口

① 是,很受限　　　② 是,稍受限　　　③ 不,完全不受限

3i. 步行一个路口

① 是，很受限　　　　② 是，稍受限　　　　③ 不，完全不受限

3j. 自己洗澡或穿衣

① 是，很受限　　　　② 是，稍受限　　　　③ 不，完全不受限

4. 在过去4周，你有多少时间因为生理健康原因，在工作或从事其他日常活动时有下列问题？

4a. 减少了工作或从事其他活动的时间

① 所有时间　　　　② 大多数时间　　　　③ 一些时间

④ 一点时间　　　　⑤ 没有时间

4b. 减少了工作量或活动量

① 所有时间　　　　② 大多数时间　　　　③ 一些时间

④ 一点时间　　　　⑤ 没有时间

4c. 从事工作或其他活动的种类受限

① 所有时间　　　　② 大多数时间　　　　③ 一些时间

④ 一点时间　　　　⑤ 没有时间

4d. 从事工作或其他活动有困难(如，费劲)

① 所有时间　　　　② 大多数时间　　　　③ 一些时间

④ 一点时间　　　　⑤ 没有时间

5. 在过去4周，你有多少时间因为任何情感问题(如感到抑郁或焦虑)，在工作或从事其他日常活动时有下列问题？

5a. 减少了工作或从事其他活动的时间

① 所有时间　　　　② 大多数时间　　　　③ 一些时间

④ 一点时间　　　　⑤ 没有时间

5b. 减少了工作量或活动量

① 所有时间　　　　② 大多数时间　　　　③ 一些时间

④ 一点时间　　　　⑤ 没有时间

5c. 从事工作或其他活动不像平常那么专心

① 所有时间　　　　② 大多数时间　　　　③ 一些时间

④ 一点时间　　　　⑤ 没有时间

6. 在过去4周，你的生理健康或情感问题在何种程度上干扰了你

与家人、朋友、邻居、或团体的正常社会活动？

    ① 完全没有   ② 轻度   ③ 中度

    ④ 重度   ⑤ 极度

7. 在过去 4 周,你经受了多少躯体疼痛？

    ① 完全没有   ② 很轻微   ③ 轻微

    ④ 中等   ⑤ 严重   ⑥很严重

8. 在过去 4 周,疼痛在多大程度上干扰了你的正常工作(包括户外工作和家务劳动)？

    ① 完全没有   ② 一点点   ③ 中度

    ④ 重度   ⑤ 极度

9. 这些问题将问及你在过去 4 周的感觉和情感体验。对每一问题,请给出与你想法最接近的一个答案。在过去 4 周,有多少时间:

9a. 你觉得干劲十足

    ① 所有时间   ② 大多数时间   ③ 一些时间

    ④ 一点时间   ⑤ 没有时间

9b. 你非常紧张

    ① 所有时间   ② 大多数时间   ③ 一些时间

    ④ 一点时间   ⑤ 没有时间

9c. 你感到情绪低落、沮丧,怎么也快乐不起来

    ① 所有时间   ② 大多数时间   ③ 一些时间

    ④ 一点时间   ⑤ 没有时间

9d. 你觉得平静、安适

    ① 所有时间   ② 大多数时间   ③ 一些时间

    ④ 一点时间   ⑤ 没有时间

9e. 你觉得精力旺盛

    ① 所有时间   ② 大多数时间   ③ 一些时间

    ④ 一点时间   ⑤ 没有时间

9f. 你感到心灰意冷吗

    ① 所有时间   ② 大多数时间   ③ 一些时间

    ④ 一点时间   ⑤ 没有时间

9g. 你觉得累极了

① 所有时间　　　② 大多数时间　　　③ 一些时间

④ 一点时间　　　⑤ 没有时间

9h. 你快乐吗

① 所有时间　　　② 大多数时间　　　③ 一些时间

④ 一点时间　　　⑤ 没有时间

9i. 你觉得疲劳

① 所有时间　　　② 大多数时间　　　③ 一些时间

④ 一点时间　　　⑤ 没有时间

10. 在过去 4 周,有多少时间你的社会活动(如访问朋友、亲戚等)受你的生理健康或情感问题的影响?

① 所有时间　　　② 绝大多数时间　　　③ 一些时间

④ 一点时间　　　⑤ 没有时间

11. 下列每一种情形与你实际情况符合的程度如何?

11a. 和其他人相比,我似乎更容易生病

① 全部符合　　　② 大部分符合　　　③ 不知道

④ 大部分不符合　　⑤ 全部不符合

11b. 我和我认识的人一样健康

① 全部符合　　　② 大部分符合　　　③ 不知道

④ 大部分不符合　　⑤ 全部不符合

11c. 我预计我的健康状况将变得更差

① 全部符合　　　② 大部分符合　　　③ 不知道

④ 大部分不符合　　⑤ 全部不符合

11d. 我的身体棒极了

① 全部符合　　　② 大部分符合　　　③ 不知道

④ 大部分不符合　　⑤ 全部不符合

三、欧洲生存质量测定量表(EQ‐5D)

请在下列各组选项中,指出哪一项叙述最能描述您今天的健康状况,并在空格内打钩。

行动

我可以四处走动，没有任何问题。 ☐

我行动有些不便。 ☐

我卧病在床。 ☐

自我照顾

我能照顾自己，没有任何问题。 ☐

我在盥洗、洗澡或穿衣方面有些问题。 ☐

我无法自己盥洗、洗澡或穿衣。 ☐

日常活动(如工作、学习、家务、家庭或休闲活动)

我能从事日常活动，没有任何问题。 ☐

我在从事日常活动方面有些问题。 ☐

我无法从事日常活动。 ☐

疼痛/不舒服

我没有任何疼痛或不舒服。 ☐

我觉得中度疼痛或不舒服。 ☐

觉得极度疼痛或不舒服。 ☐

焦虑/沮丧

我不觉得焦虑或沮丧。 ☐

我觉得中度焦虑或沮丧。 ☐

我觉得极度焦虑或沮丧。 ☐

心目中最好
的健康状况
100

　　为了帮助一般人陈述健康状况的好坏,我们画了一个刻度尺(有点像温度计),在这刻度尺上,100 代表您心目中最好的状况,0 代表您心目中最差的状况。

　　我们希望就您的看法,在这个刻度尺上标出您今天健康状况的好坏。请从下面方格中画出一条线,连到刻度尺上最能代表您今天健康状况好坏的那一点。

9 0

8 0

7 0

6 0

5 0

4 0

3 0

2 0

1 0

0
心目中最差
的健康状况

222

因为所有的回答都不署名,如果我们能从下列问题中得到每个人的一些背景资料,将有助于我们了解您。(请在适当的空格内打钩)

1. 您有没有经历过自己或他人的严重病痛? 有　没有

在您自己身上 □ □

在您家人身上 □ □

在受您照顾的人身上 □ □

2. 您是: 男性　女性

□ □

3. 您的出生年月:

4. 您的生活状况: 单身　已婚或同居　丧偶　离婚或分居

□ □ □ □

5. 您:

目前抽烟 □

已戒烟 □

从未吸烟 □

6. 下列哪一项最能描述您目前的工作状况?

受雇于人或自己当老板 □

退休 □

家务 □

学生 □

正在找工作 □

其他(请注明) □

7. 在 9 年义务教育后,您是否继续接受教育? 是　否

□ □

8. 您是否有专科以上的学位或同等的专业资格? 是　否

□ □

9. 您今天哪儿不舒服?

10. 您享受何种保险? 基本医疗保险　商业保险　其他

□ □ □

11. 您对本调查有何评价?(选做)

附录4 研究邀请信

中德社区卫生服务就诊病人生活质量的比较研究

尊敬的各位患者：

中国人和德国人一样健康吗？

德国人比中国人更活跃，精神更平衡吗？

您的参与有助于回答这些问题！

生活质量（Quality of Life）是指躯体、心理和社会方面的良好适应状态以及从事日常活动、执行社会角色的能力。它反映病人对自身健康的主观评价，一般用量表（问卷）来测量。专科医疗常用生活质量来评价疗效，然而在社区卫生服务领域，这样的研究很少。

在本研究中，我们将采用两个国际上广泛应用的生活质量测定量表 SF-36 和 EQ-5D 来评价中德两国社区卫生服务就诊病人的生活质量。

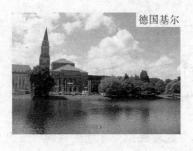

德国基尔

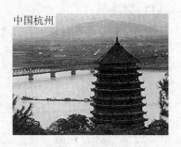

中国杭州

为使研究顺利进行,我们需要您的积极配合:

- 填写问卷大约花您 10 分钟时间。
- 请在就诊前填写问卷。
- 请仔细阅读每一题,选出您认为最合适的答案。
- 我们希望您能独立完成,不要相互讨论,以免影响结果。
- 没有正确或错误的答案,您对每一个问题的思考是最重要的。
- 请您把填写完的问卷装入信封,交给医生。

衷心感谢您的合作!

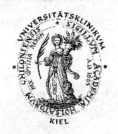　　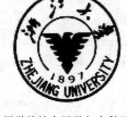

德国基尔大学全科医学研究所　浙江大学医学院社会医学与全科医学研究所

Deutsch-Chinesische Studie zur gesundheitsbezogenen

Lebensqualität bei Patienten in der Hausarztpraxis

Sehr geehrte Patientin, sehr geehrter Patient, Sind Deutsche gesünder als Chinesen?

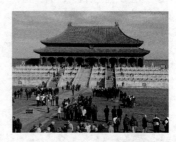

Erleben und/oder fühlen deutsche Patienten mehr Schmerzen als chinesische?

Fühlen sie sich aktiver und seelisch ausgeglichener? —Unterscheiden sich die Einschätzungen bei Patientinnen und Patienten in beiden Ländern, die an spezifischen Krankheiten leiden?

Diesen Fragen möchte Hong-Mei Wang, eine chinesische Gastwissenschaftlerin von der Universität in Hangzhou (Südostchina), die in diesem Jahr an unserem Institut in Kiel arbeitet, nachgehen und hierzu Daten in Deutschland und anschließend in China erheben.

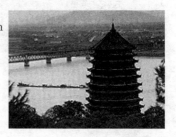

Gegenstand ihrer Studie ist die 'Lebensqualität'.

Lebensqualität (Quality of Life) beschreibt das körperliche, soziale und emotionale Wohlbefinden von Patienten und ihre Fähigkeit, Alltagsaufgaben zu bewältigen.

—Wie aber kann man etwas so Subjektives wie Lebensqualität messen?

Zur Messung der Lebensqualität gibt es erprobte, etablierte Instrumente (Fragebögen), die das Wohlbefinden und den funktionellen Gesundheitsstatus von Patienten erfassen. Diese Fragebögen wurden in umfangreichen Studien getestet.

In vielen Bereichen der Medizin werden so schon Behandlungseffekte gemessen oder auch vergleichende Studien unternommen. Für die Patienten in der Hausarztpraxis fehlen jedoch leider solche Daten.

Ihre Mitarbeit könnte helfen, dies zu ändern!

In den Patientenfragebogen unserer Studie wurden zwei international erprobte Instrumente aufgenommen, die sogenannten Fragebögen 'SF – 36' und 'EQ – 5D'.

Damit die Studie gelingt, brauchen wir Ihre Unterstützung:

• Bitte nehmen Sie sich 10 Minuten Ihrer Zeit im Wartezimmer zum Ausfüllen der Fragebögen.

• Lesen Sie sich jeden Punkt in Ruhe durch, und wählen Sie die Antwortstufe, die Ihre Verfassung am besten beschreibt.

• Beenden Sie das Ausfüllen, bevor Sie ins Arztzimmer gehen.

• Wir möchten Sie bitten, nicht mit anderen Wartenden den Fragebogen zu besprechen. Dies könnte das Ergebnis beeinflussen.

• Es gibt keine richtige oder falsche Antwort. Ihre Meinung zu jeder Frage ist wichtig.

• Falls Sie es wünschen, können Sie Ihrem Arzt den Fragebogen auch im verschlossenen Umschlag übergeben.

Wir bedanken uns ganz herzlich für Ihre Mitarbeit.

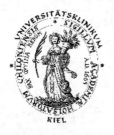

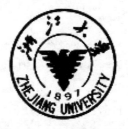

Universitätsklinikum Kiel	Zhejiang University School of Medicine
Institut für Allgemeinmedizin	Institute of general practice
Deutschland	People's Republic of China

索 引

110,118,120－122,128－130,
133,140,148,154,157,161,
168,176

M

慢性背痛　91,117,138,139

慢性病　4,11,12,16,19,22,31,
33,35,36,38,66,68,69,71,
73,74,83,90－93,95,97,104,
106－110,115－118,120－
122,131－134,136－138,140,
147,154－158,161,168,171,
173,174,176,182,194,198,
203,212

P

偏头痛　91,95－97,104,105,
110,117,118,121,122,127－
130,133,138,140,148,154,
157,161,168,173,176

Q

其他关节病　91,94－96,103－
105,117,118,120－122,127,
128,130,132,134,138,139,
148,151,157,158,161,171,
175－177

S

SF－36　32,36－41,44,45,48
－50,54,57,58,62－69,71－
73,76,84－88,91,92,95,96,
100,103,106－111,113,116,
117,120,121,125,127,131－
133,135,136,138,140,158,
159,161,168,172－174,176
－179,181,182,184,185,
188,189,191,194－198,202
－205,207,208,210－212,
224,227

T

糖尿病　4,35,91,94－97,103－
105,107,116,118,120－122,
128,129,131,132,134,138,
139,145－147,149,157,161,
167,168,173－177

X

膝骨关节炎　91,94－97,103－
105,107,109,110,117,118,
120－122,127,128,130,132－
134,138,139,147,151,157,
158,161,173,175－177

哮喘/COPD　94－97,103－

105，107，109，110，120，121，
128，129，132－134，139，147，
149，157，161，168，173－177
心脏病　91，94－97，103－105，
108，116，118，120－122，128，
129，138，139，146－148，150，
157，161，167，168，171，173，
174，176，177

Y

抑郁　35，91，94－97，103－105，

107－110，117，118，120－122，
127，128，130－134，138－140，
145，146，148，152，157，161，
167，168，171，174－177，180，
214，218

Z

中风　91，94，95，116，118，120－
122，127－129，131－134，136，
138，139，147，150，157，161，
167，171，173，176